月刊ナーシング Nursing

# 検査値
## mini note

監修 竹田津文俊
公益社団法人地域医療振興会

Gakken

<著者略歴>

竹田津　文俊（たけたづ　ふみとし）　医学博士

| | |
|---|---|
| 1978年 | 自治医科大学医学部卒業 |
| 同年 | 大分県技術吏員として大分県庁環境保健部医務課，大分県立病院において臨床研修 |
| 1980年 | 大分県立療養所三重病院第一内科医師として勤務 |
| 1983年 | 大分県清川村国民健康保健直営診療所所長として勤務 |
| 1988年 | 大分県庁環境保健部医務課課長補佐として勤務 |
| 同年 | 大分県庁環境保健部退職 |
| 同年 | 東京大学大学院医学系研究科博士課程入学 |
| 1991年 | スウェーデン　ウプサラ大学　ルードビッグ癌研究所に留学 |
| 同年 | 東京大学大学院医学系研究科博士課程修了 |
| 同年 | スウェーデン　ウプサラ大学　ルードビッグ癌研究所留学より帰国 |
| 同年 | 自治医科大学総合医学第1講座（自治医科大学附属大宮医療センター血液科）講師 |
| 1999年 | 自治医科大学看護短期大学看護学科教授 |
| 2002年 | 自治医科大学看護学部教授 |
| 2012年(4月) | 公益社団法人地域医療振興協会　さいたま看護専門学校　校長 |
| 2012年(7月) | 公益社団法人地域医療振興協会　広報主幹 |

## はじめに

　医療行為は想像力を必要としている．患者さんから訴えを聞いた時，患者さんに何が起こっているかを想像し，患者さんに何をすべきか，どのように介入すべきか，次にどのような検査をすべきかを決断しなければならない．その検査の結果を正しく理解し，ここでも，何が起こっているか想像し，その想像から患者さんに何をすべきか準備しなければならない．看護師ならばどのようなケアを展開しなければならないかを決断しなければならない．

　このような実情を鑑みて制作した本書の特徴としては，以下があげられる．

- 臨床現場で手軽に使っていただけるように，ポケットサイズに小型化した．
- 内科・外科疾患全般を広く網羅する項目を取り上げた．
- 通常の検査項目から新しい検査項目まで，検査で何がわかるか詳細な解説を行い，検査異常から想定される疾患を解説した．
- 検査結果から想定される疾患の観察・対応ポイントを簡単に説明した．

　医療の現場で，検査値の異常に遭遇して理解できないとき，本書を紐解いていただきたい．その検査値の異常を理解して，目の前の患者さんの病態・健康状態の理解を深め，適切な医療・ケアを展開して欲しい．

　本書刊行にあたり，数々のご指導をくださった諸先生方に深謝いたします．

2013年7月

公益社団法人地域医療振興協会
竹田津文俊

# CONTENTS

## 第1章 血液検査一般

### ①白血球系
- 2 白血球数（WBC）
- 4 白血球分画

### ②赤血球系
- 6 赤血球数（RBC）
- 6 ヘモグロビン濃度（Hb）
- 6 ヘマトクリット値（Ht）
- 8 赤血球恒数（MCV, MCH, MCHC）
- 10 網状赤血球
- 12 赤血球沈降速度（ESR）

### ③凝固・線溶系
- 14 血小板数（PLT）
- 16 出血時間（BT）
- 18 プロトロンビン時間（PT）
- 20 活性化部分トロンボプラスチン時間（APTT）
- 22 ヘパプラスチンテスト（HPT）
- 24 トロンボテスト（TT）
- 26 フィブリノゲン（Fg）
- 28 フィブリン・フィブリノゲン分解産物（FDP）
- 30 Dダイマー
- 32 プラスミノゲン（PLG）
- 34 $\alpha_2$-プラスミンインヒビター（$\alpha_2$-PI）
- 36 コラム：$\alpha_2$-プラスミンインヒビターに関して
- 38 アンチトロンビンIII（ATIII）
- 40 トロンビン・アンチトロンビンIII複合体（TAT）
- 42 プラスミン・$\alpha_2$-プラスミンインヒビター複合体（PPIC）

## 第2章 血液生化学検査

### ①タンパク・タンパク代謝産物
- 46 総タンパク（TP）
- 48 血清アルブミン（Alb）
- 50 アンモニア（$NH_3$）
- 52 血清尿素窒素（BUN, UN）
- 54 血清クレアチニン（Cr）

### ②核酸代謝物・ビリルビン
- 56 血清尿酸（UA）
- 58 血清ビリルビン（Bil）

### ③電解質
- 60 血清ナトリウム（Na）
- 62 血清カリウム（K）
- 64 血清クロール（Cl）
- 66 血清カルシウム（Ca）
- 68 血清鉄（Fe（SI））
- 70 鉄結合能（総鉄結合能：TIBC, 不飽和鉄結合能：UIBC）
- 72 フェリチン

- 74 コラム：貧血がある部分のFeとTIBC/UIBCとフェリチンの関係
- 75 コラム：ヘモグロビンからウロビリノーゲンまで
- 76 リン（P）
- 78 血清マグネシウム（Mg）
- 80 亜鉛（Zn）

### ④糖質・糖代謝産物
- 82 血糖（BS, G）
- 84 糖化ヘモグロビン（HbA1c）
- 86 グリコアルブミン（GA）

### ⑤脂質・脂質代謝産物
- 88 総コレステロール（TC）
- 90 HDLコレステロール（HDL-C）
- 92 LDLコレステロール（LDL-C）
- 94 トリグリセリド（TG）
- 96 リポタンパク分画

### ⑥酵素
- 98 AST（GOT）, ALT（GPT）
- 100 乳酸脱水素酵素（LDH）
- 102 アルカリホスファターゼ（ALP）
- 104 アミラーゼ（AMY）
- 106 クレアチンキナーゼ（CK）
- 108 クレアチンキナーゼ-MB（CK-MB）
- 110 γ-グルタミルトランスペプチダーゼ（γ-GTP）
- 112 コリンエステラーゼ（ChE）
- 114 リパーゼ
- 116 トリプシン
- 118 心筋トロポニンT（cTnT）

### ⑦その他
- 120 骨代謝マーカー（NTX）
- 122 種々のビタミン
- 124 インドシアニングリーン試験または色素排泄試験（ICG試験）
- 126 血液ガス分析, 酸塩基平衡

## 第3章 ホルモン検査

### ①副腎皮質に関係するホルモン
- 130 副腎皮質刺激ホルモン（ACTH）
- 132 コルチゾール
- 134 血漿レニン活性（血漿レニン濃度）（PRA）, アルドステロン
- 136 デヒドロエピアンドロステロン・サルフェート（DHEA-S）

### ②甲状腺に関係するホルモン
- 138 甲状腺刺激ホルモン（TSH）
- 140 遊離トリヨードサイロニン（FT$_3$）, 遊離サイロキシン（FT$_4$）
- 142 副甲状腺ホルモン-インタクト（i-PTH）

### ③ヒト絨毛性ゴナドトロピン
- 144 ヒト絨毛性ゴナドトロピン（hCG）

### ④成長ホルモン
- 146 成長ホルモン（GH）

### ⑤女性ホルモン検査
- 148 エストロゲン（エストラジオール：E$_2$, エストリオール：E$_3$）, プロゲステロン

### ⑥ 性腺刺激ホルモン
- 150 黄体形成ホルモン（LH），卵胞刺激ホルモン（FSH），プロラクチン（PRL）

### ⑦ C-ペプチド，インスリン
- 152 C-ペプチド（CPR）
- 154 インスリン（IRI）

### ⑧ 心室
- 156 脳性ナトリウム利尿ペプチド（BNP）

## 第4章 輸血・免疫に関する検査

### ① 輸血検査
- 160 血液型検査（ABO式，Rh式）
- 162 交差適合試験

### ② 免疫血清検査
- 164 リウマトイド因子（RF）
- 166 抗CCP抗体
- 168 免疫グロブリン（Ig）
- 170 抗核抗体（ANA，抗DNA抗体，LEテスト，抗ミトコンドリア抗体）
- 172 ANCA（抗好中球細胞質抗体）
- 174 補体価
- 176 $\beta_2$-ミクログロブリン（$\beta_2$-MG）
- 178 寒冷凝集素反応
- 180 直接・間接クームス試験（抗赤血球抗体検査）
- 182 マイコプラズマ・ニューモニエ抗体，クラミジア・トラコマティス
- 184 ヘリコバクター・ピロリ抗体
- 186 ビタミンK欠乏性タンパク-Ⅱ（PIVKA-Ⅲ）
- 188 シリアル化糖鎖抗原KL-6（KL-6）

### ③ 感染症
- 190 C反応性タンパク（CRP）
- 192 血清アミロイドAタンパク（SAA）
- 194 梅毒血清反応（STS）
- 196 A型肝炎ウイルス（検査）（HAV）
- 198 B型肝炎ウイルス（検査）（HBV）
- 200 A型肝炎ウイルス検査の補足
- 201 B型肝炎ウイルス検査の補足
- 202 C型肝炎ウイルス（検査）（HCV）
- 204 HIV（ヒト免疫不全ウイルス）抗体（検査）
- 206 HTLV-Ⅰ（ヒトT細胞白血病ウイルスⅠ型）検査
- 208 ASO（抗ストレプトリジンO：ASLO），ASK（抗ストレプトキナーゼ）
- 209 QFT（インターフェロン$\gamma$測定試験）
- 210 インフルエンザ抗原検査（インフルエンザ迅速検査），アデノウイルス抗原検査

### ④ 腫瘍マーカー
- 212 AFP（$\alpha$-フェトプロテイン）
- 214 CEA（がん胎児性抗原）
- 216 CA19-9（糖鎖抗原19-9）
- 218 CA125（糖鎖抗原125）
- 220 CYFRA21-1（サイトケラチン19フラグメント）

- 222 SCC抗原
  (扁平上皮がん関連抗原)
- 224 ProGRP(ガストリン放出
  ペプチド前駆体)
- 226 PSA(前立腺特異抗原)
- 228 NSE(神経特異エノラーゼ)
- 230 SLX(シリアルSSEA-1)

## 第5章 一般検査

### ① 尿検査
- 234 尿量/尿色
- 236 尿比重
- 238 尿pH
- 240 尿タンパク
- 242 尿糖
- 244 ケトン体
- 246 ビリルビン, ウロビリノゲン
- 248 尿中$\beta_2$-ミクログロブリン
  ($\beta_2$-MG)
- 250 尿中Nアセチル-$\beta$-D-
  グルコサミニダーゼ(NAG)
- 252 尿中微量アルブミン
- 254 尿潜血反応
- 256 尿沈渣

### ② 便検査
- 258 便潜血反応
- 260 寄生虫・虫卵検査
- 262 便性状

### ③ 穿刺液・摂取液検査
- 264 脳脊髄液
- 266 胸水
- 268 腹水
- 270 骨髄検査
- 272 関節液

## 第6章 細菌・微生物・その他の検査

### ① 培養検査
- 276 血液培養検査
- 278 喀痰の細菌検査
- 280 細菌培養検査・同定検査
- 281 薬剤(抗菌薬)感受性検査
- 282 尿の細菌検査
- 284 便の細菌検査
- 286 膿・穿刺液の細菌検査

### ② 抗原系PCR
- 288 HCV-RNA(C型肝炎ウイルス遺伝子検査), HBV-DNA
  (B型肝炎ウイルス遺伝子検査)
- 290 結核菌とMAC-PCR,
  クラミジアトラコマティスPCR
- 292 MRSA(メチシリン耐性
  黄色ブドウ球菌)
- 293 病原性大腸菌(O157など)

### ③ がん遺伝子
- 294 血液疾患における
  染色体異常一覧
- 296 EGFR(上皮増殖因子レセプター), K-ras(KRAS),
  HER2/neuタンパク(HER2/
  neu protein)
- 298 付録:
  検査につかわれる主な単位

# 項目 CONTENTS

## 欧文

### A

- ABO .................... 160
- ACTH .................. 130
- AFP .................... 212
- Alb ..................... 48
- ALP .................... 102
- ALT .................... 98
- AMY .................... 104
- ANA .................... 170
- ANCA ................... 172
- $\alpha_2$-PI .................. 34
- APTT ................... 20
- ASK .................... 208
- ASLO ................... 208
- ASO .................... 208
- AST .................... 98
- AT III .................. 38

### B

- Bil ..................... 58
- $\beta_2$-MG .................. 248
- $\beta_2$-MG .................. 176
- BNP .................... 156
- BS ..................... 82
- BT ..................... 16
- BUN .................... 52

### C

- Ca ..................... 66
- CA125 .................. 218
- CA19-9 ................. 216
- CEA .................... 214
- ChE .................... 112
- CK ..................... 106
- CK-MB .................. 108
- Cl ...................... 64
- CPR .................... 152
- Cr ..................... 54
- CRP .................... 190
- cTnT ................... 118
- CYFRA21-1 .............. 220

### D E

- DHEA-S ................. 136
- $E_2$ ..................... 148
- $E_3$ ..................... 148
- EGFR ................... 296
- ESR .................... 12

### F G

- FDP .................... 28
- Fe ..................... 68
- Fg ..................... 26
- FSH .................... 150
- $FT_3$ .................... 140
- $FT_4$ .................... 140
- G ...................... 82
- GA ..................... 86
- $\gamma$-GTP .................. 110
- GH ..................... 146
- GOT .................... 98
- GPT .................... 98

## H

- HAV ..................................... 196
- Hb .......................................... 6
- HbA1c ................................... 84
- HBV ..................................... 198
- HBV-DNA ............................. 288
- hCG ..................................... 144
- HCV ..................................... 202
- HCV-RNA ............................. 288
- HDL-C ................................... 90
- HER2/neu protein ............... 296
- HPT ....................................... 22
- Ht ........................................... 6
- HTLV-I ................................. 206

## I K L

- ICG ..................................... 124
- Ig ........................................ 168
- i-PTH .................................. 142
- IRI ...................................... 154
- K .......................................... 62
- KL-6 .................................... 188
- K-ras ................................... 296
- LDH .................................... 100
- LDL-C ................................... 92
- LH ....................................... 150

## M N

- MAC-PCR ........................... 290
- MCH ...................................... 8
- MCHC .................................... 8
- MCV ....................................... 8
- Mg ........................................ 78
- MRSA .................................. 292
- Na ........................................ 60
- NAG .................................... 250
- NH₃ ...................................... 50
- NSE ..................................... 228
- NTX ..................................... 120

## O P

- O157 ................................... 293
- P .......................................... 76
- PIVKA-II ............................. 186
- PLG ...................................... 32
- PLT ....................................... 14
- PPIC ..................................... 42
- PRA ..................................... 134
- PRL ..................................... 150
- ProGRP ............................... 224
- PSA ..................................... 226
- PT ......................................... 18

## Q R S

- QFT ..................................... 209
- RBC ....................................... 4
- RF ....................................... 164
- Rh ....................................... 160
- SAA ..................................... 192
- SI .......................................... 68
- SLX ..................................... 230
- STS ..................................... 194

## T

- TAT ....................................... 40
- TC ......................................... 88
- TG ......................................... 94
- TIBC ..................................... 70
- TP ......................................... 46
- TSH ..................................... 138

TT ..................................................24

Ⓤ Ⓦ Ⓩ

UA..................................................56
UIBC..............................................70
UN..................................................52
WBC................................................2
Zn..................................................80

## 和文

あ

亜鉛..................................................80
アデノウイルス抗原検査..............210
アミラーゼ....................................104
アルカリホスファターゼ..............102
アルドステロン............................134
α₂-プラスミンインヒビター........34
α-フェトプロテイン....................212
アンチトロンビンⅢ........................38
アンモニア......................................50
インスリン....................................154
インターフェロンγ測定試験........209
インドシアニングリーン試験......124
インフルエンザ抗原検査
（インフルエンザ迅速検査）..........210
膿・穿刺液の細菌検査..................286
ウロビリノゲン............................246
HIV抗体（検査）............................204
HDLコレステロール......................90
HTLV-Ⅰ検査..................................206
A型肝炎ウイルス（検査）..............196

SCC抗原........................................222
エストラジオール........................148
エストリオール............................148
エストロゲン................................148
LEテスト......................................170
LDLコレステロール......................92
黄体形成ホルモン........................150

か

喀痰の細菌検査............................278
ガストリン放出ペプチド前駆体...224
活性化部分トロンボプラスチン時間
........................................................20
関節液............................................272
がん胎児性抗原............................214
γ-グルタミルトランスペプチダーゼ
......................................................110
寒冷凝集素反応............................178
寄生虫・虫卵検査........................260
胸水................................................266
クラミジアトラコマティスPCR....290
グリコアルブミン..........................86
クレアチンキナーゼ....................106
クレアチニンキナーゼ-MB........108
血液ガス分析................................126
血液型検査....................................160
血液疾患における染色体異常一覧
......................................................294
血液培養検査................................276
結核菌............................................290
血小板数..........................................14
血漿レニン活性（血漿レニン濃度）
......................................................134
血清アミロイドAタンパク........192
血清アルブミン..............................48
血清カリウム..................................62
血清カルシウム..............................66

| | |
|---|---|
| 血清クレアチニン | 54 |
| 血清クロール | 64 |
| 血清鉄 | 68 |
| 血清ナトリウム | 60 |
| 血清尿酸 | 56 |
| 血清尿素窒素 | 52 |
| 血清ビリルビン | 58 |
| 血清マグネシウム | 78 |
| 血糖 | 82 |
| ケトン体 | 244 |
| 抗核抗体 | 170 |
| 交差適合試験 | 162 |
| 抗CCP抗体 | 166 |
| 甲状腺刺激ホルモン | 138 |
| 抗ストレプトキナーゼ | 208 |
| 抗ストレプトリジンO | 208 |
| 抗赤血球抗体検査 | 180 |
| 抗好中球細胞質抗体 | 172 |
| 抗DNA抗体 | 170 |
| 抗ミトコンドリア抗体 | 170 |
| 骨髄検査 | 270 |
| 骨代謝マーカー | 120 |
| コリンエステラーゼ | 112 |
| コルチゾール | 132 |

### さ

| | |
|---|---|
| 細菌培養検査・同定検査 | 280 |
| サイトケラチン19フラグメント | 220 |
| 酸塩基平衡 | 126 |
| C型肝炎ウイルス遺伝子検査 | 288 |
| C型肝炎ウイルス(検査) | 202 |
| C反応性タンパク | 190 |
| C-ペプチド | 152 |
| 色素排泄試験 | 124 |
| 出血時間 | 16 |
| シリアルSSEA-1 | 230 |
| シリアル化糖鎖抗原KL-6 | 188 |

| | |
|---|---|
| 心筋トロポニンT | 118 |
| 神経特異エノラーゼ | 228 |
| 成長ホルモン | 146 |
| 赤血球数 | 6 |
| 赤血球沈降速度 | 12 |
| 赤血球恒数 | 8 |
| 前立腺特異抗原 | 226 |
| 総コレステロール | 88 |
| 総タンパク | 46 |
| 総鉄結合能 | 70 |

### た

| | |
|---|---|
| 直接・間接クームス試験(抗赤血球抗体検査) | 180 |
| Dダイマー | 30 |
| 鉄結合能 | 70 |
| デヒドロエピアンドロステロン・サルフェート | 136 |
| 糖化ヘモグロビン | 84 |
| 糖鎖抗原125 | 218 |
| 糖鎖抗原19-9 | 216 |
| トリグリセリド | 94 |
| トリプシン | 116 |
| トロンビン・アンチトロンビンIII複合体 | 40 |
| トロンボテスト | 24 |

### な

| | |
|---|---|
| 乳酸脱水素酵素 | 100 |
| 尿中$\beta_2$-ミクログロブリン | 248 |
| 尿潜血反応 | 254 |
| 尿タンパク | 240 |
| 尿中Nアセチル-$\beta$-D-グルコサミニダーゼ | 250 |
| 尿中微量アルブミン | 252 |
| 尿沈渣 | 256 |

| | |
|---|---|
| 尿糖 | 242 |
| 尿の細菌検査 | 282 |
| 尿比重 | 236 |
| 尿pH | 238 |
| 尿量/尿色 | 234 |
| 脳性ナトリウム利尿ペプチド | 156 |
| 脳脊髄液 | 264 |

### は

| | |
|---|---|
| 梅毒血清反応 | 194 |
| 白血球分画 | 4 |
| 白血球数 | 2 |
| B型肝炎ウイルス(検査) | 198 |
| B型肝炎ウイルス遺伝子検査 | 288 |
| ビタミン | 122 |
| ビタミンK欠乏性タンパク-Ⅱ | 186 |
| ヒト絨毛性ゴナドトロピン | 144 |
| ヒトT細胞白血病ウイルスⅠ型検査 | 206 |
| ヒト免疫不全ウイルス抗体(検査) | 204 |
| 病原性大腸菌 | 293 |
| ビリルビン | 246 |
| フィブリノゲン | 26 |
| フィブリン・フィブリノゲン分解産物 | 28 |
| フェリチン | 72 |
| 副甲状腺ホルモン-インタクト | 142 |
| 副腎皮質刺激ホルモン | 130 |
| 腹水 | 268 |
| 不飽和鉄結合能 | 70 |
| プラスミノゲン | 32 |
| プラスミン・α₂-プラスミンインヒビター複合体 | 42 |
| プロゲステロン | 148 |
| プロトロンビン時間 | 18 |
| プロラクチン | 150 |

| | |
|---|---|
| β₂-ミクログロブリン | 176 |
| ヘパプラスチンテスト | 22 |
| ヘマトクリット値 | 6 |
| ヘモグロビン濃度 | 6 |
| ヘリコバクター・ピロリ抗体 | 184 |
| 便性状 | 262 |
| 便潜血反応 | 258 |
| 便の細菌検査 | 284 |
| 扁平上皮がん関連抗原 | 222 |

### ほ

| | |
|---|---|
| 補体価 | 174 |

### ま

| | |
|---|---|
| マイコプラズマ・ニューモニエ抗体,クラミジア・トラコマティス | 182 |
| メチシリン耐性黄色ブドウ球菌 | 292 |
| 免疫グロブリン | 168 |
| 網状赤血球 | 10 |

### や

| | |
|---|---|
| 薬剤(抗菌薬)感受性検査 | 281 |
| 遊離トリヨードサイロニン | 140 |
| 遊離サイロキシン | 140 |

### ら

| | |
|---|---|
| 卵胞刺激ホルモン | 150 |
| リウマトイド因子 | 164 |
| リパーゼ | 114 |
| リポタンパク分画 | 96 |
| リン | 76 |

# 血液検査一般

1章

① 白血球系
② 赤血球系
③ 凝固・線溶系

1章 血液検査一般
1 白血球系

# 白血球数
## WBC;white blood cell count

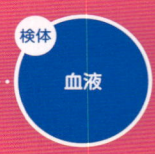

検体　血液

熱があるなどの何らかの症状がある場合, 日常的に行われる. 感染症や炎症, 血液疾患の診断には不可欠な検査.

**基準値**

$$3,900〜9,800/\mu L$$

## 異常値を示す原因(疾患)

**基準値より高値を示す場合**

20,000/μL以上の高値では
- 急性白血病
- 慢性骨髄性白血病
- 慢性リンパ性白血病
- 真性多血症
- 重症感染症

など

増加が軽度な場合では
- ウイルス感染症
- 細菌感染症
- 心筋梗塞
- アレルギー性疾患

など

※ 喫煙, ストレス, 激しい運動などが原因で増加する場合もある.

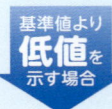

**基準値より低値を示す場合**
- 再生不良性貧血, 急性白血病などの血液疾患
- 重症感染症, ウイルス感染症
- 抗がん薬投与, 薬物投与, 脾機能亢進症, 無顆粒球症, 放射線照射など.

## 検査で何がわかる?

- 白血球(WBC)は,体内に侵入した細菌やウイルスなどの異物を,貪食し内部処理・攻撃する働きをしている.さらに白血球は血管内だけでなく,活動の中心は血管外の組織・間質であるなど,体全体が活動範囲といえる.
- 末梢血の白血球は,好中球,リンパ球,単球,好酸球,好塩基球の5種類のうち40〜70%を好中球が占める.数の増減はほとんどが好中球の変動である.
- 基準値より高値を示す場合は,体内で何らかの炎症が起きている.とくに白血球数が20,000/μL以上と高値で,貧血や血小板数減少を伴う場合は,急性白血病を疑う.
- 基準値より低値を示す場合,とくに1,000/μL以下では,無顆粒球症,抗がん薬や放射線治療による骨髄抑制を考える.

## 観察・対応のポイント

- 白血球数増加の場合は,CRP(C反応性タンパク)やESR(赤血球沈降速度)などの検査項目も考慮する.
- 発赤や腫脹,熱感,疼痛などの炎症徴候,出血の有無と程度をアセスメントする.感染症が疑われる場合は,感染部位(巣)を確認する.
- 白血球数減少の場合は,赤血球数や血小板数の増減にも注目する.3,000/μL以下の場合は,肺炎や敗血症などの重篤な細菌感染にかかりやすいので,感染予防に細心の注意を払う.
- 感染症が重症になると,白血球数が低値を示す場合がある.これは,重篤な感染から防御するために,大量の白血球を消費し,なおかつ産生することができなくなっていると考えられ,緊急の対応が必要である

# 白血球分画
## differential count of leukocytes

白血球数の異常値(基準値より高値または低値)が認められたときに検査する.白血球分画とは,白血球の各細胞である好中球,リンパ球,好酸球,単球,好塩基球の5種類について,その割合を100分率(%)で表したもの.

**検体:血液**

### 基準値

| | | | |
|---|---|---|---|
| 好中球 | 40.0〜70.0% | 好酸球 | 5.0%以下 |
| リンパ球 | 20.0〜50.0% | 好塩基球 | 2.0%以下 |
| 単球 | 3.0〜11.0% | | |

## 異常値を示す原因(疾患)

### 基準値より高値を示す場合

- 好中球数増加では細菌性感染症,骨髄増殖性疾患,自己免疫性疾患,痛風などの炎症性疾患,内分泌疾患,副腎皮質ホルモンやアドレナリンなどの薬剤投与など.
- リンパ球数増加ではウイルス感染症,慢性リンパ性白血病,成人T細胞白血病,百日咳,伝染性単核球症など.
- 単球数増加では結核や梅毒などの感染症,急性単球性白血病,慢性骨髄単球性白血病,化学療法の血球回復期,種々の悪性腫瘍,全身性エリテマトーデス,関節リウマチなど.
- 好酸球数増加では気管支喘息,アトピー性皮膚炎,蕁麻疹,慢性骨髄性白血病,寄生虫疾患,特発性好酸球増加症など.
- 好塩基球数増加では慢性骨髄性白血病,粘液水腫,潰瘍性大腸炎,薬剤アレルギーなど.

### 基準値より低値を示す場合

- 好中球数減少では抗がん薬投与,放射線照射,再生不良性貧血,脾機能亢進症,重症感染症の一部,ウイルス感染症など.
- リンパ球数減少では急性感染症,全身性エリテマトーデス,先天性免疫不全症,AIDS,ステロイド薬投与など.
- 好酸球数減少では急性感染症,クッシング症候群など.

※白血球の種類ごとの増減で原因が異なる.

### 検査で何がわかる？

- 好中球と単球は，細菌などを貪食・殺菌する．これらが増加する場合は，急性感染症や細菌感染症，炎症，悪性腫瘍などが考えられる．
- リンパ球と単球は免疫をつかさどる．これらが減少する場合は，免疫不全症候群などが考えられる．
- 好酸球と好塩基球は，アレルギー反応に関与する．これらが増加する場合は，アトピー性皮膚炎や薬剤アレルギーなどが考えられる．

### 観察・対応のポイント

- 好中球数やリンパ球数が減少している場合は，重症感染症が原因か，重篤な感染症を起こしやすい状態（日和見感染）にある．発熱や痰，咳などの感染徴候の有無を確認する．さらに，皮膚や粘膜の清潔ケアを行うなど，感染の予防に細心の注意を払う．感染症が疑われる場合は，感染巣・経路を確認する．
- 白血球の各細胞の割合とともに，たとえば好中球数が高値で細菌性感染症が疑われる場合には，CRPや赤沈，胸部X線検査などのデータもみておくなど，関連する検査データを総合的にみて観察する．

# 赤血球数
RBC：red blood cell count
# ヘモグロビン濃度　Hb：hemoglobin
# ヘマトクリット値　Ht：hematocrit

検体：血液

血球数検査（血球算定検査）の1つで，貧血や赤血球増加症などの造血器疾患の検査として行われるほか，日常的なスクリーニング検査としても幅広く実施されている．

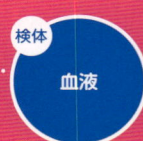

## 基準値

| | | |
|---|---|---|
| 赤血球数 | 男性427～570万/μL | 女性376～500万/μL |
| ヘモグロビン濃度 | 男性13.5～17.6g/dL | 女性11.3～15.2g/dL |
| ヘマトクリット値 | 男性39.8～51.8% | 女性33.4～44.9% |

## ●●● 異常値を示す原因（疾患）

**基準値より高値を示す場合**
- 真性多血症
- 脱水などの相対的多血症
- ストレス多血症
- 腎疾患や心肺疾患による2次性多血症

など

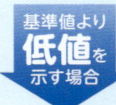

**基準値より低値を示す場合**
- 鉄欠乏性貧血
- 再生不良性貧血
- 溶血性貧血
- 急性白血病
- 大量出血
- 胃・肝障害による2次性貧血

など

### ●● 検査で何がわかる？

- 赤血球数 (RBC) は赤血球の数を，ヘモグロビン濃度 (Hb) は赤血球の中に含まれるヘモグロビンの量を，ヘマトクリット値 (Ht) は赤血球が血液全体に占める容積の割合を表し，互いに連動している．
- 赤血球は酸素を体内に運ぶ働きをしているが，その直接的な役割を担うのがヘモグロビンである．赤血球の減少を貧血というが，実際にはヘモグロビンの減少（濃度の低下）で判断する．
- 赤血球の増加を多血症というが，実際にはヘマトクリットの上昇の程度で評価される．
- 赤血球数が男性で600万/μL以上，女性で540万/μL以上，ヘモグロビン濃度が男性で18g/dL以上，女性で16g/dL以上，ヘマトクリット値が男性で52％以上，女性で45％以上の場合は，多血症を疑う．

### ●● 観察・対応のポイント

- ヘモグロビン濃度やヘマトクリット値の急速な低下には要注意．溶血や出血を起こしている可能性がある．
- 動悸やめまい，息切れなどの貧血症状の有無，出血や失血の有無を確認し，貧血の原因を明らかにして対応する．
- 貧血で鉄剤を服用しているときは，食事など栄養状態の維持や改善について指導する．
- 多血症の場合は，のぼせや発汗，頭痛などの症状の有無，顔色や爪・皮膚の状態などを確認する．十分な水分補給を行い，胸痛や呼吸困難などの徴候に注意する．

# 赤血球恒数

erythrocyte indices
MCV：mean corpuscular volume
MCH：mean corpuscular hemoglobin
MCHC：mean corpuscular hemoglobin concentration

検体：血液

貧血を鑑別する際に，赤血球数とヘモグロビン濃度，ヘマトクリット値を用いて算出した，平均赤血球容積（MCV）と，平均赤血球色素量（MCH），平均赤血球色素濃度（MCHC）の3つの値で貧血のタイプを分類する．

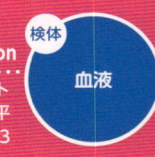

## 基準値

**なし**

### ●● 異常値を示す原因（疾患）

**MCV（80〜100fL），MCHC（32〜36％）がともに正常範囲⇒正球性正色素性貧血**
- 溶血性貧血，再生不良性貧血，急性出血，腎性貧血，内分泌疾患，がんの骨髄転移など

**MCV（79fL以下），MCHC（31％以下）がともに低値⇒小球性低色素性貧血**
- 鉄欠乏性貧血，鉄芽球性貧血，慢性炎症性疾患，サラセミア，無トランスフェリン血症など

**MCV（101fL以上）が高値⇒大球性正色素性貧血**
- 巨赤芽球性貧血，肝障害に伴う貧血，急性出血，溶血性貧血など

### ●●● 検査で何がわかる？

- 赤血球恒数とは，赤血球が正常か異常かを見る指数である．
- MCV（平均赤血球容積）は，ヘマトクリット値と赤血球数から算出され，赤血球の平均的な大きさを示す．80〜100 fLを正球性，79 fL以下を小球性，101 fL以上を大球性とし，大球性貧血か正球性貧血か小球性貧血かを鑑別する．
  MCV (fL) = Ht (%) ÷ RBC (100万/μL) × 10
- MCH（平均赤血球色素量）は，ヘモグロビン濃度と赤血球数から算出され，赤血球内のヘモグロビン含有量の平均値を示す．25.0 pg以下が低色素性とされる．
  MCH (pg) = Hb (g/dL) ÷ RBC (100万/μL) × 10
- MCHC（平均赤血球色素濃度）は，ヘマトクリット値とヘモグロビン濃度から算出され，赤血球容積のヘモグロビン量の割合を示す．29.9％以下は低色素性で，通常は36％以上になることはない．
  MCHC (%) = Hb (g/dL) ÷ Ht (%) × 100

### ●●● 観察・対応のポイント

- 急性出血，多量出血によるショックや意識障害に注意し，必要に応じて酸素吸入を行う．
- 貧血で多いのは，鉄欠乏性貧血である．原因としては，過多月経などの婦人科疾患や，胃がんなどの消化器疾患が多く，偏食や吸収不良なども考えられる．
- 高タンパク，高ビタミンを中心とした食事で，栄養状態の改善を図るように促す．

# 網状赤血球
reticulocyte

**検体：血液**

網状赤血球は、産生されてまもない赤血球で、成熟赤血球の前段階であるため、骨髄の産生能や赤血球造血状態を知るうえで有用な検査．

## 基準値
**網状赤血球数比率　3～20‰**
**網状赤血球絶対数　4～8万/μL（目安）**

### 異常値を示す原因（疾患）

**基準値より高値を示す場合**
- 溶血性貧血
- 急性出血
- 鉄欠乏性貧血の回復期

など

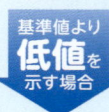

**基準値より低値を示す場合**
- 再生不良性貧血
- 急性白血病

など

‰＝パーミル（4分率）で赤血球1000個中の割合を示す．

### 🔴🔵 検査で何がわかる？

- 網状赤血球は割合よりも，絶対数で評価する．
- 網状赤血球が10万/μLを超えていれば，骨髄での赤血球産生が亢進しており，急性出血や溶血性貧血など，貧血の原因を鑑別することができる．
- 網状赤血球が低下する場合は，骨髄での赤血球産生が低下していることを意味する．
- 出血や溶血により貧血がある場合は，生体防御反応で赤血球造血が亢進し，網状赤血球数も増加する．しかし，貧血があるのに網状赤血球数が増えていない場合は，赤血球造血になんらかの障害があると考えられる．
- 逆に貧血がなくても，網状赤血球数が増加している場合は，潜在的な溶血があることが疑われる．
- 抗がん薬投与の骨髄抑制が起きた場合，網状赤血球を調べることで，骨髄の回復状態を評価できる．

### 🔴🔵 観察・対応のポイント

- 再生不良性貧血や急性白血病などの患者に対しては，安静にし，なるべく酸素やエネルギーの消費を抑え，赤血球の破壊を抑制する．
- 鉄欠乏性貧血の患者に対しては，鉄分などを多く含む食品を摂るように指導する．
- 再生不良性貧血や急性白血病などにおいて，出血傾向のある患者に対しては，打撲や転倒など出血の予防を心がける（出血した場合は止血を十分に行う）．
- 溶血性貧血の患者は，掻痒感が出やすい．皮膚・粘膜の清潔保持を図る．

# 赤血球沈降速度
## ESR；erythrocyte sedimentation rate

「血沈」または「赤沈」ともよばれ，炎症が起こっているかどうかを検索する代表的な検査法の1つ．1時間に赤血球がどれだけ沈降するかで，血液成分の異常や，炎症の程度を評価する．

**検体：血清**

### 基準値

**男性2～10mm/時間以下**
**女性3～15mm/時間以下**

## 異常値を示す原因(疾患)

### 基準値より高値を示す場合

**亢進**

**50mm/時間以下**
- 急性・慢性感染症，炎症性疾患，悪性腫瘍，心筋梗塞，貧血，ネフローゼ症候群など

**50～100mm/時間**
- 結核・敗血症・肺炎・胸膜炎などの重症感染症，全身性エリテマトーデス，関節リウマチなど

**100mm/時間以上**
- 多発性骨髄腫，原発性マクログロブリン血症，Mタンパク血症など

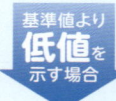

### 基準値より低値を示す場合

**遅延**
- 赤血球増加症
- DIC(播種性血管内凝固症候群)
- 低フィブリノゲン血症
- など

## 検査で何がわかる?

- 赤沈は赤血球自体の検査よりも、主に血漿成分の増減を反映した検査で、関与する血漿成分はフィブリノゲンとグロブリンである．どちらも炎症時に増加し、急性炎症の診断や慢性炎症疾患、経過観察の指標となる．
- CRP（C反応性タンパク）の検査と併用することで、疑われる疾患を絞ることができる．赤沈亢進でCRPが陰性の場合、貧血、Mタンパク血症、妊娠などが疑われる．また、赤沈遅延でCRPが高値の場合、DICや線溶亢進が疑われる．
- 赤血球数の性差により、赤沈は女性の場合は男性よりわずかに速い．新生児は遅延傾向で、高齢者は促進傾向にある．
- 赤沈は赤血球の状態にも関係し、貧血は亢進に働き、赤血球増加は遅延に働く．
- 不明熱でCRP陰性の場合赤沈を行う．

## 観察・対応のポイント

- バイタルサインなどの全身状態の観察とともに、発熱などの感染症状の有無を確認する．
- 妊娠では週数が進むにつれて亢進する．妊娠の有無と週数を確認する．
- 重症感染症や心筋梗塞、播種性血管内凝固症候群（DIC）の危険性があるので、各疾患の症状や徴候に注意する．
- 貧血の場合は、鉄分や高タンパク、高ビタミンなどが摂れるように、食事内容を調整する．

# 血小板数
PLT；platelet

検体：血液

血球数検査(血球算定検査)の1つで，血小板の数を調べることで，出血傾向や止血機能の状態を推測し，疾患の鑑別を行う．

**基準値**

### 13～37万/μL

## 異常値を示す原因(疾患)

**基準値より高値を示す場合**
- 本態性血小板血症
- 真性多血症
- 慢性骨髄性白血病
- 脾臓摘出後

など

**基準値より低値を示す場合**
- 再生不良性貧血
- 特発性血小板減少性紫斑病(ITP)
- 造血器腫瘍
- 肝硬変
- 抗がん薬投与後
- 播種性血管内凝固症候群(DIC)

など

### 検査で何がわかる？

- 血小板は，血管が破綻するとその部分に粘着し，さらに血小板凝集塊（血小板血栓）をつくることで，出血を止める働きをしている．
- 血小板は一般的に2万/μL以下になると，出血傾向を示し，増加すると血栓傾向を起こす可能性がある．これらの傾向が認められた場合，スクリーニング検査として実施する．
- 血小板が減少する原因としては，骨髄での産生が低下しているケース（再生不良性貧血），血小板の破綻・消費が亢進しているケース（特発性血小板減少性紫斑病，DIC），脾臓へのプールが増大しているケース，などがある．

### 観察・対応のポイント

- 血小板が10万/μL以下を血小板減少症という．1万/μL以下の場合で出血傾向のあるときは，緊急の対応が必要である．
- 血小板が減少し，出血傾向が起こっている場合は，採血の際の刺入部を十分に止血する．また患者には，打撲や外傷など，日常生活でけがをしないように注意を促す．
- 血小板数が100万/μL以上と，高値を示す場合は，血栓傾向を起こす危険性があるので，脳梗塞や心筋梗塞などの血栓症の有無を確認する．意識状態や麻痺，胸痛などの症状の出現に注意する．

# 出血時間
BT; bleeding time

検体：血液

皮膚に切り傷をつけ，自然に止血するまでの時間を測る．1次止血機能である血小板減少や血小板機能の低下をスクリーニングするために行う．止血能をみる最も確実な検査である．

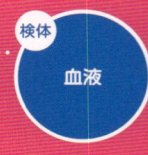

**基準値**

| 1～3分 | デューク（Duke）法 |
| 3～10分 | アイビー（Ivy）法 |

## 異常値を示す原因（疾患）

**基準値より高値を示す場合**

延長
- 血小板減少症（再生不良性貧血，急性白血病など）
- 血小板機能異常症（血小板無力症，尿毒症など）
- フォン・ヴィルブランド病
- 老人性紫斑

など

**基準値より低値を示す場合**

短縮
- ほとんどが穿刺の際の創傷が小さすぎたため

## ●●● 検査で何がわかる?

- 一般に,検査方法にはデューク法とアイビー法の2つがある.デューク法は,耳たぶに1mm程度の小さい傷をつけ出血させる方法で,わが国では主流.アイビー法は,上腕や幼児の場合は足の母趾やかかとを使う方法で,欧米で多く行われている.
- 1次止血とは,血小板が血管の損傷部位に粘着し,凝集塊(血栓)が損傷部位を防ぐこと.出血時間は,この1次止血をトータルに観察することができる.
- 血小板数の検査など,ほかの検査と同時に行うことで,血小板数が正常でも出血時間が延長している場合は,血小板の機能が低下していることがわかる.

## ●●● 観察・対応のポイント

- 血小板凝集抑制薬や非ステロイド性抗炎症薬,免疫抑制薬などは止血機能に影響するので,これらの服用の有無を確認する.
- 過去の出血傾向の有無や,止血が困難だったことがないか,また家族の出血傾向や止血困難の有無についても聴取する.
- 血小板数が1万/μL以下の患者の場合は,検査に十分な注意を払う.検査後は止血を十分に行い,止血していることを確認する.

# プロトロンビン時間
PT；prothrombin time

試験管内において，血漿に生体内のときの血管外からの刺激と同様のもの（Caイオンと組織抽出成分を加える）を与えて，プロトロンビンがトロンビンとなり，そのトロンビンの刺激によりフィブリノーゲンからフィブリンが形成される（凝固する）までの時間を測定する．

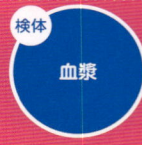

検体：血漿

### 基準値
| | |
|---|---|
| PT秒 | 正常対照±2秒以内（9～13秒程度） |
| PT活性% | 70～140% |
| PT-INR | 0.9～1.1 |

## ●●● 異常値を示す原因（疾患）

**基準値より高値を示す場合**

### 延長
- 先天性第Ⅰ・Ⅱ・Ⅴ・Ⅶ・Ⅹ因子欠乏
- 肝機能障害（肝硬変，劇症肝炎など）
- ビタミンK欠乏症
- 播種性血管内凝固症候群（DIC）
- 異常タンパク血症

など

**基準値より低値を示す場合**

### 短縮
- 血栓性静脈炎症
- 妊娠

など

1章 血液検査一般　3 凝固・線溶系

## 検査で何がわかる?

- 検査結果の表示方法には、フィブリンが作られるまでの時間を秒単位で示すものと、健康な人と比べたプロトロンビンの働き具合(活性度)を%で示すものがある.
- 施設により検査値の格差が生じるために、それを解消する国際標準化比(INR)があり、主に抗凝固療法のモニタリングに用いられている.
- 時間が延長する、または活性度が低下するということは、凝固因子が先天的に欠損していたり、肝機能障害で凝固因子の産生が障害されている、DICや大量出血などで消費されている、ワーファリンの投与で活性が低下している、などが考えられる.
- 血液凝固には外因系と内因系がある。外因系凝固とは血管が損傷した場合、血液が血管内皮より外側にある組織因子と接触したり、病的に発現した組織因子と血液が接触して起こる凝固反応である.
- 活性化部分トロンボプラスチン時間(APTT)と組み合わせて検査することで、凝固因子異常のスクリーニングを行うことができる.

## 観察・対応のポイント

- 止血困難や出血傾向がないか、出血斑や関節内出血などを観察する.
- ワーファリンなどの抗凝固薬の服用の有無を確認する.
- 肝機能障害など、原疾患との関連を考慮し、それに伴う苦痛を緩和する.
- 家族に出血傾向の人がいないかを聴取しておく.

# 活性化部分トロンボプラスチン時間
APTT:activated partial thromboplastin time
複数の凝固因子の量をみる検査

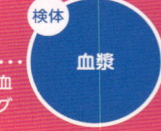

検体:血漿

血管内からの刺激により血漿が凝固する能力をみる検査.血友病のスクリーニング検査や,ヘパリン療法のモニタリングとしても用いられる.

**基準値**

## 25～38秒

### 異常値を示す原因(疾患)

**基準値より高値を示す場合**

**延長**
- 血友病A(第Ⅷ因子欠乏症)
- 血友病B(第Ⅸ因子欠乏症)
- 先天性凝固因子(第Ⅶ, Ⅹ, Ⅸ, Ⅷ, Ⅴ, Ⅱ因子)欠乏症・異常症
- 播種性血管内凝固症候群(DIC)
- 重症肝障害

など

### 検査で何がわかる?

- 試験管内において, 血漿に生体内のときの血管内からの刺激と同様のもの(Caイオンと部分トロンボプラスチンを加える)を与えてやり, プロトロンビンがトロンビンとなり, そのトロンビンの刺激によりフィブリノーゲンよりフィブリンが形成される(凝固する)までの時間を測定する.
- 血友病などのように, 内因系凝固因子が先天的に欠損している場合は時間が延長する. 血友病などのスクリーニング検査として, 測定されることが多い.
- 外因系の凝固因子を調べるプロトロンビン時間(PT, 18ページ参照)と組み合わせて実施することで, 凝固因子異常をスクリーニングすることができる.
- たとえばAPTTが延長し, PTが延長している場合は, 肝障害やDICが, APTTが延長し, PTが正常な場合は血友病が, APTTが正常でPTが延長している場合は第VII因子欠損症を疑う.

### 観察・対応のポイント

- 出血斑などの表在的な出血のほか, 関節内出血などはないかを観察する.
- 出血時の応急処置ができるようになるとともに, 患者が自分で出血を早期に発見できるように, 観察方法を指導する.

# ヘパプラスチンテスト
HPT；hepaplastin test
複数の凝固因子の量をみる検査

検体：**血漿**

肝臓で合成されるビタミンK依存性の凝固因子第Ⅱ, Ⅶ, Ⅹ因子を測定することで，肝臓のタンパク合成能をみる肝機能検査として用いられる．また，ビタミンK欠乏状態のスクリーニング検査としても行われる．

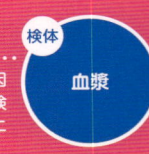

## 基準値

**70〜130%**

## 異常値を示す原因（疾患）

**基準値より低値を示す場合**
- 肝硬変・劇症肝炎などの肝障害
- 凝固因子（第Ⅱ, Ⅶ, Ⅹ因子）の欠乏症
- 閉塞性黄疸などで起こるビタミンK欠乏状態
- ワーファリンなどによる経口抗凝固療法治療中 など

### PIVKA（ピブカ）とは

PIVKAとは，「protein induced by vitamin K absence or antagonist（ビタミンK欠乏誘導タンパク）」の略である．肝臓で血液凝固因子である第Ⅱ, Ⅶ, Ⅹ因子がつくられるとき，ビタミンKが必要となるが，それが不足した場合に産生されるのがPIVKAである．不完全な構造の凝固因子で，抗凝固作用の働きがある．

## 検査で何がわかる？

- 試験管内において血漿にヘパプラスチンを加え，フィブリンが生じるまでの時間を測定し，正常血漿の場合を100％として，凝固活性を％で表示する．
- トロンボテスト（TT，24ページ参照）と同様に，肝臓でつくられる凝固因子の活性を調べる肝機能検査である．
- TTとヘパプラスチンテスト（HPT）の大きな違いは，TTがPIVKA（ビタミンK欠乏誘導タンパク）の影響を受けないこと．つまり，HPTはPIVKAの影響を受けないように，TTを改良した検査である．
- 肝機能検査には，肝細胞障害（肝細胞破壊）のマーカーであるAST（GOT）やALT（ALT），胆汁うっ滞のマーカーである総ビリルビンやALP，間葉系のマーカーであるTTTやZTT，タンパク合成のマーカーとしてアルブミン濃度などがある．
- 血液凝固因子の第Ⅱ，Ⅶ，Ⅹ因子は，アルブミンよりも寿命が短いため，タンパク合成能をみるには優れた指標とされている．

## 観察・対応のポイント

- 低値の場合は，黄疸や出血，出血斑などの有無を確認し，意識状態の変化に注意するなど，肝機能障害やビタミンK欠乏状態の観察を十分に行う．
- 肝機能障害の患者の場合には，出血時の応急処置法を指導し，出血時は早急に受診するように伝える．また，搔痒感の軽減など，肝疾患の症状緩和に努める．
- ビタミンK欠乏状態の患者には，ビタミンKの補充の指導を行う．

# トロンボテスト
TT；thrombo test
複数の凝固因子の量をみる検査

検体：**血漿**

ヘパプラスチンテスト（HPT）と同様に，ビタミンK依存性の凝固因子である第Ⅱ，Ⅶ，Ⅹ因子の活性を調べる凝固検査．主に経口抗凝固薬（ワルファリンカリウム）療法のモニタリングに用いられる．

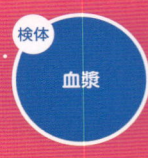

## 基準値

## 70〜130%

### 異常値を示す原因（疾患）

**基準値より低値を示す場合**

- 肝硬変・劇症肝炎などの肝障害
- 凝固因子（第Ⅱ，Ⅶ，Ⅹ因子）の欠乏症
- 閉塞性黄疸などで起こるビタミンK欠乏状態
- ワルファリンカリウムなどによる経口抗凝固療法治療中

など

### ●● 検査で何がわかる?

- 試験管内において血漿にトロンボプラスチンを加え,フィブリンが生じる(凝固)までの時間を測定する.正常血漿の場合を100%とし,凝固活性を%で表す.
- ヘパプラスチンテスト(HPT)との大きな違いは,トロンボテスト(TT)は,抗凝固作用のあるPIVKAの影響を受けやすい検査である.ワルファリンカリウムのモニタリングに適しているとされている.
- ワルファリンカリウムを投与すると,投与量に応じてビタミンK依存性凝固因子の産生が抑えられ,PIVKAが産生される.ワルファリンカリウムは,過剰投与すると出血の危険性が高まるので,TTを測定して10～30%になるように,量を調整したり,効果をみる.
- 出血傾向の予知や,ビタミンK欠乏症の診断などのために実施される.

### ●● 観察・対応のポイント

- ワルファリンカリウム服用時には,検査や処置後の止血を十分に行う.
- 数値だけでなく,患者の全身状態をしっかり観察し,止血困難や出血斑の有無を確認する.
- ワルファリンカリウム服用中は,ビタミンKを多く含む果物や,納豆などのビタミン活性化を促進する食品を控えるように患者に伝える.
- 患者の抗凝固薬療法時のセルフケアや注意点を指導する.

# フィブリノゲン
**Fg；fibrinogen**

血液凝固の第Ⅰ因子であるフィブリノゲンの量を測ることで，血液凝固能を評価したり，肝疾患の評価を行う．また，フィブリノゲンは代表的な急性反応性物質でもあるので，感染症などの炎症性疾患の評価を目的に行う．

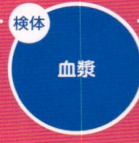

**検体：血漿**

## 基準値

### 150〜400mg/dL

## 異常値を示す原因(疾患)

**基準値より高値を示す場合**
- 感染症
- 悪性腫瘍
- 脳血栓
- 脳塞栓
- 心筋梗塞
- ネフローゼ症候群
- 膠原病
- 妊娠

など

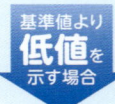

**基準値より低値を示す場合**
- 播種性血管内凝固症候群(DIC)
- 重症肝障害
- 悪性貧血
- 白血病
- 線溶性紫斑病
- 無フィブリノゲン血症

など

## 検査で何がわかる？

- フィブリノゲンは凝固過程の最終段階で，トロンビンにより活性化され，凝固の最終産物のフィブリンを形成する．血液の凝固と止血作用にかかわっているため，60mg/dL以下になると出血傾向が現れ，凝固時間が延長する．
- 逆に700mg/dL以上の高値になると，血栓形成傾向が認められる．そのため心筋梗塞や脳梗塞のリスクファクターと考えられている．
- フィブリノゲンは肝臓で産生される．低下の場合は肝硬変や劇症肝炎などの重症肝障害が考えられる．
- フィブリノゲンは急性反応タンパクでもある．DICなどの過剰なフィブリン形成による消費により低下する．
- 線溶が亢進すればフィブリノゲンの分解も進み，血漿フィブリノゲンが減少する．

## 観察・対応のポイント

- 高値の場合は，血栓形成傾向が起こる．バイタルサインをチェックし，胸痛や意識障害，運動障害の有無と程度を観察する．
- 低値の場合は，出血傾向が起こるため，止血困難や出血斑，全身性の出血はないか観察する．また，出血を伴う検査や処置を行った場合は，十分に止血する．
- 肝障害やDICなど，原疾患との関連を把握し，苦痛を緩和する．
- 妊娠時に数値が増加する．妊娠反応の有無を確認する．

# フィブリン・フィブリノゲン分解産物
FDP：fibrin and fibrinogen degradation products

検体：血漿

FDPは血液凝固にかかわるフィブリンが分解されて生じる物質．この数値を調べることで体内の線溶系の活性化の状況を把握し、DICや血栓症の診断に用いる．

## 基準値

### 5.0μg/mL以下

### 異常値を示す原因（疾患）

**基準値より高値を示す場合**

- 播種性血管内凝固症候群（DIC）
- 感染症
- 血栓症
- 塞栓症
- 悪性腫瘍
- 溶血性尿毒症症候群（HUS）
- 1次線溶亢進
- 2次線溶亢進

など

## 検査で何がわかる？

- 線溶とは，線維素（フィブリン）溶解系・現象のこと．凝固とはフィブリノゲンがフィブリンになること．つまり凝固したフィブリンを溶かすのが，線溶系・現象である．
- FDPとは，フィブリノゲンが線溶現象により分解されたフィブリン分解産物と，フィブリノゲンのプラスミンにより分解された産物の総称である．
- 1次線溶とは，フィブリノゲンになる前のフィブリノゲンがプラスミンにより分解されてFDPを生成する過程のことで，血管内凝固のない線溶．2次線溶とは，フィブリン（血栓）がプラスミンにより分解されてフィブリン分解産物を生成する過程のことで，血管内凝固のある線溶．
- FDPは1次線溶でも2次線溶でも増加する．血液中のFDPが高値であるということは，線溶活性が異常に亢進しているか，血栓が生じていることが考えられる．とくに微小血栓が多発するDICの診断には欠かせない検査．

## 観察・対応のポイント

- 体内のどこかで出血していないか，口腔内や皮下，血尿など，全身の出血状態を観察する．
- 急激な血圧低下や意識レベルの低下など，ショック症状がないか，バイタルサインの変動に注意する．
- 悪性腫瘍や肝疾患，腎疾患など，原疾患との関連を把握する．
- 血小板の減少や出血時間の延長など，ほかの検査データを確認する．

# Dダイマー
D dimer

検体: 血漿

フィブリン（血栓）の分解産物FDPの1つであるDダイマーの数値を測定することで，2次線溶が亢進しているかを確認する．DICや血栓症の診断や，治療過程の観察を行う上で必要な検査．

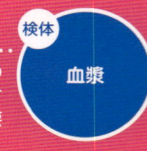

**基準値**

$$1.0\,\mu g/mL 以下（LPIA法）$$
$$0.5\,\mu g/mL 以下（ELISA法）$$

### 異常値を示す原因（疾患）

**基準値より高値を示す場合**

- 播種性血管内凝固症候群（DIC）
- 感染症
- 血栓症
- 塞栓症
- 悪性腫瘍
- 溶血性尿毒症症候群（HUS）
- 2次線溶亢進

など

### 検査で何がわかる？

- Dダイマーとは，FDPの中で，とくにフィブリンの分解産物のことをいう．D分画が2つ連なった分子構造をしているためにこうよばれる．
- Dダイマーが高値を示している場合は，2次線溶が亢進している状態であり，血管内に血栓が存在していることを示唆する．そのため血栓症や凝固亢進状態が起きていると考えられる．

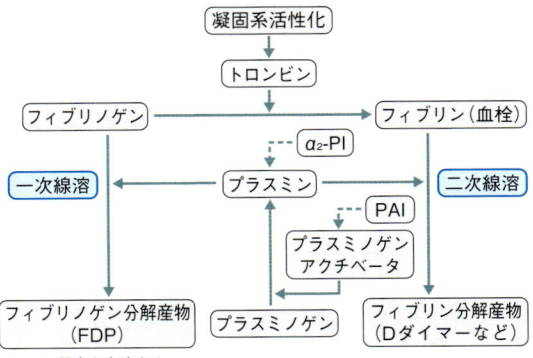

```
                    凝固系活性化
                         ↓
                     トロンビン
                         ↓
   フィブリノゲン ──────→ フィブリン（血栓）
                              ↓
                           α₂-PI
                         プラスミン
   一次線溶 ←─────────────┤            二次線溶
                              ↓ PAI
                        プラスミノゲン
                        アクチベータ
                              ↓
   フィブリノゲン分解産物  プラスミノゲン  フィブリン分解産物
       （FDP）                            （Dダイマーなど）
```

◀----は阻害を意味する
$α_2$-PI：$α_2$プラスミンインヒビター　PAI：プラスミノゲンアクチベータインヒビター

**■FDPの生成機序**

（末久悦次：検査の実際——FDP，検査と技術，28（7）：851，2000を一部引用改変）

# プラスミノゲン
PLG：plasminogen

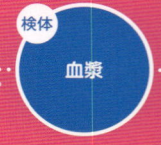

**検体：血漿**

フィブリン（血栓）を溶解するプラスミンの前駆物質であるプラスミノゲンを測定することで，体内での線溶活性を知ることができる．また，線溶系の疾患の指標に用いる．

## 基準値
### 75〜125％

### 異常値を示す原因（疾患）

**基準値より高値を示す場合**
- 妊娠後期
- 炎症性疾患
- 悪性腫瘍
- 外傷
- ストレス

など

**基準値より低値を示す場合**
- 播種性血管内凝固症候群（DIC）
- 線溶亢進症
- 肝硬変
- 肝がん
- 先天性プラスミノゲン欠乏症・異常症
- 急性心筋梗塞などの血栓症

など

### ●●● 検査で何がわかる?

- 線溶とは凝固に対抗する現象である．フィブリノゲンがフィブリン（凝固・血栓）になることが凝固である．線溶とは，そのフィブリンをプラスミンが溶解し，血液中より除去すること．このプラスミンの前駆物質がプラスミノゲン（PLG）で，線溶が活性化している場合は，PLGが消費されるため，PLGの数値は低下する．
- プラスミノゲンは肝臓で合成されるため，肝臓の合成能が低下する肝硬変や肝がん，劇症肝炎などの肝障害などの場合は低下する．

### ●●● 観察・対応のポイント

- プラスミノゲンは，慢性的な炎症がある場合には高値を示す．過去の手術歴や疼痛や発熱の有無などを確認する．
- 低値の場合は，DICの可能性がある．全身性の出血の有無やバイタルサイン，意識状態を観察する．
- 血栓溶解薬の大量投与によっても，プラスミノゲンは低値を示す．この薬剤の使用の有無を確認し，使用している場合は，出血を伴う検査や処置を行った後は十分に止血する．

# α₂-プラスミンインヒビター
α₂-PI：α₂-plasmin inhibitor

検体：血漿

フィブリン(血栓)を溶解するための，プラスミンの阻害因子であるα₂-プラスミンインヒビターの活性値を測定することで，プラスミン活性の制御(線溶阻止)が働いているかを知ることができる．

## 基準値

**85～115％(活性値)**

### 異常値を示す原因(疾患)

**基準値より高値を示す場合**
- 急性炎症性疾患

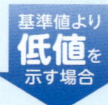

**基準値より低値を示す場合**
- 先天性α₂-プラスミンインヒビター欠損症・異常症
- 肝硬変
- 劇症肝炎
- 肝不全
- 播種性血管内凝固症候群(DIC)
- 急性前骨髄白血病
- 前立腺がん
- 線溶亢進状態

など

### ●●● 検査で何がわかる?

- α₂-プラスミンインヒビターは，プラスミンがフィブリン溶解に働くと同時に，プラスミンと1：1の複合体（PPIC）を形成し，線溶活性を阻害し，プラスミンのフィブリンへの結合も阻害する．また，フィブリンと架橋結合し，プラスミンの作用を阻止する．
- α₂プラスミンインヒビターは，線溶すなわちプラスミンの働きを抑制するように働く．線溶プラスミンの働きが活発になると，α₂プラスミンインヒビターは大量に消費され減少する．線溶が活発化する要因は，凝固の亢進である．α₂プラスミンインヒビター減少の原因をさかのぼれば，凝固亢進にたどりつく．
- 血液の線溶には，プラスミンなどの活性化するものと，α₂-プラスミンインヒビターなどの抑制するものが存在し，この両者のバランスにより抑制されている．これらの活性度合いを調べることで，血栓形成と溶解の状態がわかる．
- たとえば，α₂-プラスミンインヒビター欠損症などのように，プラスミン活性を阻害できなければ，血栓が形成されても容易に溶解されて，出血傾向を起こす．α₂-プラスミンインヒビターは肝胆で産生されるため，肝障害で低下する．

### ●●● 観察・対応のポイント

- 播種性血管内凝固症候群（DIC）の患者の場合は，止血困難や出血斑，下血など，全身の出血状態を観察する．バイタルサインや意識状態なども常にチェックする．
- 数値が高い場合は，肝機能障害の危険性がある．全身状態を注意深く観察する．

# Column

## α₂-プラスミンインヒビターに関して

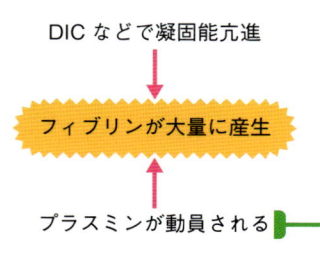

DICなどで凝固能亢進

↓

**フィブリンが大量に産生**

↑

プラスミンが動員される ─┐

**α₂-プラスミンインヒビター**

プラスミンに拮抗するように働く

- 出血傾向があるときにα₂-プラスミンインヒビター値が低下していれば，DICなどの診断の直接的証明ではないが傍証になる．

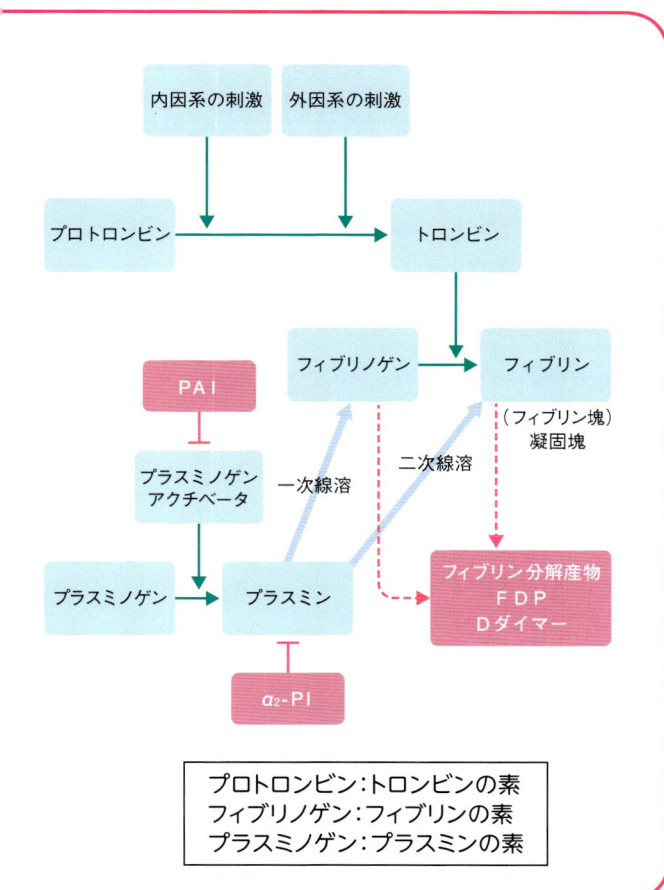

```
                内因系の刺激    外因系の刺激
                     │            │
                     ▼            ▼
    プロトロンビン ──────────────► トロンビン
                                    │
                                    ▼
                    フィブリノゲン ──► フィブリン
       PAI                                (フィブリン塊)
        ┬                                   凝固塊
        │         一次線溶    二次線溶
   プラスミノゲン
    アクチベータ
        │
        ▼
   プラスミノゲン ──► プラスミン ──► フィブリン分解産物
                        ┬                  FDP
                        │                 Dダイマー
                      α₂-PI
```

プロトロンビン：トロンビンの素
フィブリノゲン：フィブリンの素
プラスミノゲン：プラスミンの素

1章 血液検査一般
3 凝固・線溶系

# アンチトロンビンⅢ
ATⅢ：antithrombinⅢ

検体
血漿

血液凝固の亢進状態を調べ，播種性血管内凝固症候群（DIC）や重症感染症の診断の指標に用いる．

**基準値**

### ATⅢ　81〜123％（活性）

## ●●● 異常値を示す原因（疾患）

**基準値より低値を示す場合**

ATⅢ
- 播種性血管内凝固症候群（DIC）
- 先天性ATⅢ欠乏症
- 肝機能不全
- 重症感染症
- ネフローゼ症候群

など

### 検査で何がわかる？

- トロンビンとは，フィブリノゲンをフィブリンに変える血液凝固因子の一種．アンチトロンビン（AT Ⅲ）は，トロンビンやそのほかの活性化凝固因子と複合体をつくり，トロンビンの凝固活性を中和する糖タンパク質である．
- AT Ⅲの低下で，体内での凝固系の働きを推定できる．
- AT Ⅲ低下には，先天性と後天性があり，先天性はAT Ⅲ欠乏症で，若年者の血栓症などの場合に疑い，測定する．
- 後天性では，AT Ⅲの産生低下による肝機能不全，漏出性低下によるネフローゼ症候群，消費性低下によるDICや重症感染症を疑う．

### 観察・対応のポイント

- DICや血栓症が疑われる場合は，出血斑や口腔内の出血，皮下出血，血尿など，全身の出血症状の有無を確認する．
- 急激な血圧の低下がないか，ショック症状や意識レベルの変動を注意深く観察する．
- 処置や採血後の止血を十分に行う．

# トロンビン・アンチトロンビンIII複合体
TAT：thrombin- antithrombinIII complex

検体：血漿

血液凝固の亢進状態を調べ，播種性血管内凝固症候群（DIC）や重症感染症の診断の指標に用いる．

## 基準値

**TAT　3.2ng/mL以下**

### 異常値を示す原因（疾患）

**基準値より高値を示す場合**

TAT
- 播種性血管内凝固症候群（DIC）
- 脳梗塞，肺梗塞などの血栓症
- 糖尿病
- 悪性腫瘍

など

### ●●● 検査で何がわかる？

- トロンビンとは，フィブリノゲンをフィブリンに変える血液凝固因子の一種．アンチトロンビン（AT Ⅲ）は，トロンビンやそのほかの活性化凝固因子と複合体をつくり，トロンビンの凝固活性を中和する糖タンパク質である．
- TATが高値の場合は，トロンビン産生が亢進していることを意味し，凝固能亢進状態であることがわかる．DICの補助診断として有用である．

### ●●● 観察・対応のポイント

- DICや血栓症が疑われる場合は，出血斑や口腔内の出血，皮下出血，血尿など，全身の出血症状の有無を確認する．
- 急激な血圧の低下がないか，ショック症状や意識レベルの変動を注意深く観察する．
- 処置や採血後の止血を十分に行う．

# プラスミン・α₂-プラスミンインヒビター複合体（PPIC）
plasmin・α₂-plasmin inhibitor complex

**検体**：血漿

血液中のプラスミン・α₂-プラスミンインヒビター複合体をみることで，線溶活性化状態の指標とする．また，血栓溶解療法のモニタリングに用いる．厚生労働省のDIC診断基準の補助的検査の一つ．

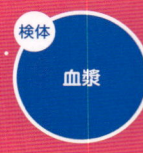

## 基準値

**0.8μg/mL未満**

## 異常値を示す原因（疾患）

**基準値より高値を示す場合**
- 播種性血管内凝固症候群（DIC）
- 血栓溶解薬（ウロキナーゼ，tPAなど）
- 血栓性疾患
- 一次線溶亢進症
- 肝硬変
- 悪性腫瘍
- ショック
- 狭心症
- ネフローゼ症候群

など

### ● 検査で何がわかる？

- プラスミノゲンが活性化されてできたプラスミンは，速やかにフィブリン，フィブリノゲンを分解する．同時にプラスミンは血液中の$\alpha_2$-プラスミンインヒビター（$\alpha_2$PI）と即時的に結合し，線溶を阻害する．この結合した複合体がプラスミン・$\alpha_2$-プラスミンインヒビター複合体（PPIC）である．
- プラスミンの血中半減期が0.1秒と非常に短いため，直接測定することができない．そのため，血中半減期が約6時間と長いPPICを測定すること（PICテスト）で，線溶の活性化をとらえることができる．
- したがって，線溶亢進状態（多くの場合，凝固能亢進が引き金となっている）では，複合体であるPPICも高値となるため，体内の線溶活性状態の指標となる．
- 播種性血管内凝固症候群（DIC）では，凝固活性化と並行し，線溶が亢進し，PPICの上昇がみられる．つまり線溶が活性化している．FDP（フィブリン，フィブリノゲン分解産物）やDダイマーが上昇する症例でも，PPICが正常であれば，DICが否定できる．

### DIC（播種性血管内凝固症候群）とは

　種種の基礎疾患がもとで，血液の凝固能が亢進し，末梢血管内に微小血栓が多数形成され，臓器の微小血管での虚血性機能障害をきたす．と同時に，血小板や凝固因子が消費されて減少するので，出血傾向をきたす．さらに血栓を溶解しようと線溶が亢進し，出血傾向が助長されるために，全身性の出血や多臓器不全などの致死的な状態に至る．過度の血液凝固と出血にもとづく症状が現れる病態である．

　基礎疾患には，がんや重症感染症，熱傷，外傷など，さまざまな疾患がある．

# 2章

# 血液生化学検査

① タンパク・タンパク代謝産物
② 核酸代謝物・ビリルビン
③ 電解質
④ 糖質・糖代謝産物
⑤ 脂質・脂質代謝産物
⑥ 酵素
⑦ その他

# 総タンパク
TP；total protein

検体：血清

栄養状態や全身状態の良否を判断するスクリーニング検査として行う．また，脱水症などの体液量の評価や，タンパクの合成，異化，吸収，漏出の状態を評価するために行う．

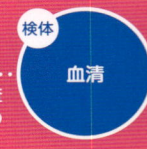

**基準値**

## 6.5〜8.2g/dL（成人の場合）

### 異常値を示す原因（疾患）

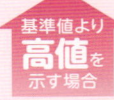

**基準値より高値を示す場合**

高タンパク血症
- 脱水（下痢，嘔吐など）
- 慢性感染症
- 肝硬変
- 多発性骨髄種
- 自己免疫疾患
- 原発性マクログロブリン血症

など

**基準値より低値を示す場合**

低タンパク血症
- 肝硬変・重症肝障害
- 輸液・水分過剰摂取
- タンパク摂取不足
- 消化吸収障害
- ネフローゼ症候群
- タンパク漏出性胃腸症

など

## 検査で何がわかる?

- 総タンパクとは, 約100種類からなる血清中のタンパクの総称で, 約80%のタンパクは肝臓で合成される. 主なタンパクは, アルブミン, グロブリン, 凝固因子である.
- 総タンパクの約60〜70%がアルブミン, 約10〜20%が免疫グロブリン($\gamma$グロブリン)で, 数値の増加は主にグロブリンの増加, 低下は主にアルブミンの減少による.
- 一般に総タンパクが8.5g/dL以上を高タンパク血症, 6.0g/dL以下を低タンパク血症という.
- 肝臓に障害があると, 肝細胞で合成されているアルブミンの産生能力が落ちる. 総タンパクも低下することから, 重症肝障害が疑われる.
- 肝硬変での総タンパクの増加は, グロブリンの増加による.
- 腎疾患では尿に, 胃腸疾患では消化液にアルブミンが漏出する. 総タンパクは低下し, 低タンパク血症を起こすことがある.
- 総タンパクでは, 主にアルブミンとグロブリンの変動がない限り, 総タンパク量は異常値を示さない. 病態の特徴を詳しくみるために, あるいはTP検査だけでは診断が困難な場合には, タンパク分画の検査を行う.

## 観察・対応のポイント

- 低栄養状態が疑われた場合, 食欲不振など栄養摂取状態を観察し, BMIや上腕二頭筋皮脂厚などを測定する.
- TPが高値の場合, 脱水症状を起こしている場合もある. 皮膚の張りなどをチェックし, 尿量や水分の出納を観察する.

# 血清アルブミン
Alb；albumen

**検体：血清**

血清アルブミンは，血清タンパク中で最も多く，最も重要な役割を果たしているタンパクであり，栄養状態を評価する最もよい指標である．

## 基準値

分画比62〜71％　濃度4〜5g/dL

## 異常値を示す原因(疾患)

**基準値より高値を示す場合**
- 脱水症
- 血液凝縮

など

**基準値より低値を示す場合**
- 栄養失調症
- 吸収不安定症候群
- 肝硬変
- 肝がん
- ネフローゼ症候群
- 出血

など

### 検査で何がわかる？

- 血清タンパクはアルブミンと，それ以外の成分であるグロブリンに分類され，アルブミンが総タンパクの3分の2を占める．臨床上問題となるのは低アルブミン血症である．
- アルブミン (Alb) は肝臓で産生されるので，肝機能の状態を知るよい指標である．肝炎や肝硬変で血清アルブミン値は低下する．感染症や悪性腫瘍などでもアルブミンは低下する．
- また，腎臓や腸管から体外に多量のタンパクが漏出するような場合も，低値となるので，ネフローゼ症候群やタンパク漏出性胃腸症が疑われる．
- 脱水などにより血液が濃縮されると，Alb 濃度は高くなる．高値の場合は，脱水症が疑われる．

### 観察・対応のポイント

- 低栄養状態が疑われる場合は，経口摂取が可能な患者であれば，高タンパクの食品を摂取するように，食事指導を行う．
- Alb が低下すると，血漿の浸透圧や量の維持ができなくなる．2.5g/dL 以下になると浮腫を発症するようになるので，浮腫の有無を確認する．
- 細胞の合成障害が起こりやすくなることで，傷が治りにくくなる．患者にケガをしないように注意を促すとともに，処置やケアを行う際にも十分に注意する．
- 脱水症が疑われる場合は，皮膚の張りの状態や，尿量を含む水分の出納に注意し，十分な水分補給を行う．

## アンモニア
NH₃ ; ammonia

検体：**除タンパク上清**

肝硬変や劇症肝炎などの肝機能障害に伴う肝性脳症の病態把握や，治療の効果を判定するために行う．

### 基準値
**20〜70μg/dL（イオン交換樹脂法による）**
**12〜66μg/dL（酵素法による）**

### 異常値を示す原因（疾患）

**基準値より高値を示す場合**
- 劇症肝炎や末期肝硬変などの重症肝機能障害
- 肝硬変
- 特発性門脈圧亢進症
- 肝外門脈閉塞症
- ライ症候群
- など

**基準値より低値を示す場合**
- 低タンパク血症
- 貧血
- など

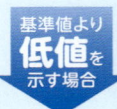

### 検査で何がわかる？

- アンモニア（$NH_3$）は，主に腸管で生成されるタンパク分解産物．健常者では毒性が強いので，主に肝臓ですみやかに代謝されて尿素となり，尿として排泄される．また，筋肉や脳でも代謝される．
- しかし，肝機能に障害があるなど，生成過程や代謝過程のいずれかに異常があると，血液中の$NH_3$濃度が高くなる．その血中濃度の異常は，肝機能の異常を知る指標となる．
- $NH_3$は中枢神経系に強く作用し，意識障害の原因となる．肝性脳症などに伴う意識障害の病態を把握する指標となる．

### 観察・対応のポイント

- $NH_3$は筋肉でも代謝される．激しい筋肉運動後に，高値となることがある．また，高タンパク食の摂取後も高値となるため，採血は安静時，空腹時に行う．
- $NH_3$が高値を示す疾患を「高アンモニア血症」とよぶ．高$NH_3$血症は，便秘や高タンパク食，消化管出血，腎障害，感染症，利尿薬による脱水などにより増悪することを知った上で，症状を観察する．
- 意識障害の有無や程度，全身倦怠感，食欲不振などを観察する．とくに意識障害のある場合は，事故や転落に注意する．

# 血清尿素窒素
**BUN：blood urea nitrogen**
**UN：urea nitrogen**

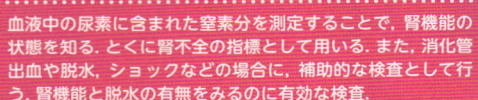

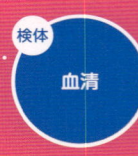

検体：血清

血液中の尿素に含まれた窒素分を測定することで，腎機能の状態を知る．とくに腎不全の指標として用いる．また，消化管出血や脱水，ショックなどの場合に，補助的な検査として行う．腎機能と脱水の有無をみるのに有効な検査．

### 基準値

## 8.0〜20.0 mg/dL

### 異常値を示す原因（疾患）

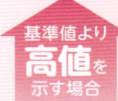

**基準値より高値を示す場合**
- 腎疾患
- 腎不全
- タンパク異化亢進
- 消化管出血
- 脱水（嘔吐，下痢，発汗）
- ショック，尿路閉塞
- など

**基準値より低値を示す場合**
- 劇症肝炎や肝硬変末期などの重症肝細胞障害
- 妊娠後期
- 低タンパク高脂肪食
- 栄養障害
- ネフローゼ症候群
- など

### 🔴 検査で何がわかる？

- 血清尿素窒素（BUN）は，食物や組織のタンパク質が分解されて生じた$NH_3$が，主に肝臓で代謝され，最終的に腎臓で排泄されるタンパク質の最終代謝産物である．
- 直接尿素の濃度を測定するのではなく，尿素に含まれる窒素（N）の量で表示する．ただし，BUNは食事やタンパク異化，脱水などの腎臓以外の因子による影響を大きく受けるので，こうした因子に影響されにくい血清クレアチニン（Cr）との比較をみることが大切である．
- BUN/Cr比は基準値が「10」で，「10以上と10以下」が異常値となる．

    異常値を示す原因（疾患）
    10以上⇒高タンパク食，タンパク異化亢進，消化管出血，脱水，ショック　など
    10以下⇒低タンパク食，重症肝不全，人工透析　など

- BUNが増加する原因には，BUNの過剰産生によるものと，排泄障害によるものがある．過剰に産生する原因として高タンパク食や，発熱・熱傷などの組織タンパクの異化亢進がある．脱水では尿細管の再吸収が亢進することにより，腎不全や尿路閉鎖では排泄が障害され，BUNが蓄積し高値となる．

### 🔴 観察・対応のポイント

- BUNが異常値を示した場合，食事内容や摂取量を確認する．また，脱水や浮腫の徴候を確認し，尿量や水分摂取状況などの水分出納と，血清クレアチニン値をチェックする．
- BUNが異常な場合でも特徴的な症状はない．患者が自覚症状を申告できるように指導する．

# 血清クレアチニン
## Cr；creatinine

検体：**血清**

タンパクの最終代謝産物として尿中に排泄される．クレアチニンの血中濃度を測定することで，腎機能を評価する．腎機能をみる最も有効な検査．

**基準値**
**男性0.60～1.10mg/dL**
**女性0.45～0.80mg/dL**

### ●●● 異常値を示す原因（疾患）

**基準値より高値を示す場合**
- 脱水
- 心不全
- ショック
- 失血
- 腎機能障害
- 腎不全
- 尿路閉塞
- 筋疾患
- など

**基準値より低値を示す場合**
- 筋ジストロフィー
- 長期臥床患者
- など

---

2章 血液生化学検査
① タンパク・タンパク代謝産物

### 🔵🟡 検査で何がわかる？

- 血清クレアチニン（Cr）は，筋肉のエネルギー源となるアミノ酸の一種クレアチン（クレアチンリン酸）の代謝産物である．最終代謝産物として尿中に排泄される．また，Crは95％が骨格筋に送られ，筋肉中に蓄えられ，エネルギー代謝の重要な役割を果たす．
- Crは血液により腎臓に運ばれるが，血中尿素窒素（BUN）の場合にみられるような，腎外性因子（消化管出血など）の影響をほとんど受けない．そのため糸球体が血漿を濾過する能力など，腎機能を正確に知ることができる．腎機能に障害が起こると，排泄されずにCrの血中濃度が高くなる．
- Cr値は筋肉量に比例するので，筋肉が多い男性のほうが女性より値が高い．また，小柄な人ほど低くなるなど，体格によっても違う．筋ジストロフィーなど，筋肉量の減少する筋疾患では低値となる．

### 🔵🟡 観察・対応のポイント

- 腎機能は低下しても，すぐにはCrの数値には現れない．Crが高値となった場合は，すでに腎機能は半分以下に低下していると考えられる．そのため，むくみや悪心などの症状に注意する．
- バイタルサインをチェックし，尿量を測定するなど水分出納を把握する．
- 腎機能が低下してる場合の食事は，「低タンパク，低塩，高カロリー」が基本．正しい食事内容や摂取カロリーなどの食事指導を行う．

# 血清尿酸
## UA；uric acid

検体：血清

尿酸の合成や排出の異常を知り，腎疾患や尿路結石，痛風などの発見，診断を行う．

**基準値**

> 男性3.0〜7.0mg/dL
> 女性2.4〜7.0mg/dL

### 異常値を示す原因（疾患）

**基準値より高値を示す場合**
- 腎機能障害
- 尿路閉塞
- 痛風
- 糖尿病
- 高タンパク・高プリン体を多く含む食事摂取
- アルコール過剰摂取
- 核酸代謝亢進（白血病，骨髄腫，悪性貧血，多血症，乾癬，熱傷）

など

**基準値より低値を示す場合**
- キサンチン尿症
- 重症肝障害
- 特発性腎性低尿酸血症
- 尿細管性アシドーシス
- 薬物

など

### 検査で何がわかる?

- 尿酸（UA）は，細胞を構成する核酸に含まれるプリン体の最終代謝産物．主に肝臓で生成され，4分の3が腎糸球体で濾過（か）されて尿中に排泄される．残りの4分の1が胆汁に含まれ，腸から体外に排泄される．
- UAの代謝が正常なら，生成と排泄が均等を保てている．プリン体を多く含む食事で，尿酸産生が過剰となる，あるいは尿細管での分泌障害や再吸収の亢進などで排泄が低下するなど，バランスが崩れると，血中に尿酸が蓄積され高値を示す．
- UAは腎臓で濾過（ろか）されるために，腎結石や尿路結石を起こしやすい．また，痛風の原因となる．痛風はUAが関節部や皮下などに結石をつくることで引き起こされる．血清や尿中の尿酸値を調べることで，痛風の診断を行う．

### 観察・対応のポイント

- 痛風や高尿酸血症は，プリン体を多く含む食品の摂取など，食習慣にも関係するので，治療も食事療法が中心となる．
- レバーやイワシ，カツオ節，イクラやタラコなどの魚卵，などのプリン体が多く含まれる食事や，飲酒を控えるように指導する．
- 遺伝的素因もあるといわれている．血縁者に高尿酸血症や痛風の人がいないかを確認する．
- UAを排泄するために，水分を積極的にとるように伝える．
- 降圧利尿薬やサリチル酸製剤などは，尿酸値を上げる．服用している薬剤を確認する．

# 血清ビリルビン
Bil：bilirubin

肝機能障害や胆管閉塞が疑われる場合で，黄疸が認められる場合に，疾患の判定指標とする．また，貧血が認められる場合にも，血液疾患を診断するために行う．

検体：血清

### 基準値

| | |
|---|---|
| 総ビリルビン | 0.20～1.10 mg/dL |
| 直接ビリルビン | 0.50 mg/dL以下 |
| 間接ビリルビン | 0.60 mg/dL以下 |

## 異常値を示す原因（疾患）

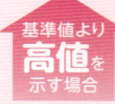

**基準値より高値を示す場合**

直接ビリルビンが上昇する疾患
- 劇症肝炎
- 肝硬変
- 肝炎
- アルコール性肝炎
- 薬物性肝障害（軽度）
- 胆嚢胆管結石
- 肝がん
- 胆嚢胆管がん

など

間接ビリルビンが上昇する疾患
- 溶血性貧血
- 悪性貧血などの血液疾患
- 肝炎後高ビリルビン血症

など

## 検査で何がわかる?

- ビリルビン（Bil）は，崩壊した赤血球のヘモグロビンの代謝産物で，血液中でアルブミンと結合する．この状態を間接ビリルビンという．
- 間接ビリルビンは肝臓に運ばれてグルクロン酸抱合され，胆汁に排泄される．このグルクロン酸抱合された状態を直接ビリルビンという．
- こうした一連のサイクルの中で，血中ビリルビンが増加し，皮膚や粘膜などが黄染している状態のことを黄疸という．
- 総ビリルビン＝間接ビリルビン＋直接ビリルビン
- 間接ビリルビンが直接ビリルビンより高ければ（間接優位），赤血球の破壊が亢進．つまり溶血が起こっていることがわかる．
- 直接ビリルビンが間接ビリルビンより高ければ（直接優位），ビリルビン処理能力が低下するような肝機能障害，無毒化されたビリルビンの胆汁への排泄障害，胆汁の通過障害，などが起きていると考えられる．

## 観察・対応のポイント

- 肝機能障害がある場合は，肝臓への負担を減らすために，食事や飲酒，喫煙についての指導を行う．
- 胆嚢炎，胆管炎などで胆汁の排泄障害が起きている場合は，腸からの消化がしにくい脂肪摂取を制限する．
- 肝障害や黄疸では，便秘により症状を悪化させるおそれがあるので，便秘の予防が重要である．
- 閉塞性黄疸や胆汁うっ滞性黄疸では，搔痒感が強く出るので，症状緩和に努める．

2章 血液生化学検査
3 電解質

# 血清ナトリウム
Na; sodium

検体：血清

血清中のナトリウム濃度から、血清浸透圧を知り、体内の水分調節や細胞浸透圧の異常、酸塩基平衡の異常を招く原因を探る.

## 基準値

### 135〜148 mEq/L

## 異常値を示す原因（疾患）

**基準値より高値を示す場合**

高ナトリウム血症
- 利尿薬過剰投与
- 浸透圧利尿
- 多量の発汗
- 熱射病
- 腸液喪失
- 渇中枢障害
- 尿崩症
- 原発性アルドステロン症
- クッシング症候群
など

**基準値より低値を示す場合**

低ナトリウム血症
- 心不全
- 肝硬変
- ネフローゼ症候群
- 低アルブミン血症
- 腎不全
- 激しい嘔吐
- 下痢
- ADH不適合分泌症候群（SIADH）
- 脂質異常症
- 高タンパク血症
など

## 検査で何がわかる?

- ナトリウム（Na）は，血漿浸透圧を形成する陽イオン．血清Na濃度は，アルブミンと並んで血漿浸透圧の大きな決定要素であることから，血清中のNa濃度を測定することで，血漿の浸透圧がわかる．
- Naは主に食塩（NaCl）の経口摂取により体内に入り，尿や汗などによって体外に排泄される．
- 低Na血症は，Naに対して相対的に水過剰の状態である．その原因としては，栄養不足によるNaの摂取不足，高度の嘔吐による過剰なNaの損失，尿細管での再吸収障害，水分過剰摂取，などが考えられる．
- 高Na血症は，Naに対して相対的に水欠乏の状態である．その原因としては，意識障害などによる水分摂取不足，腎臓からの排泄過多，大量発汗などによる水分の喪失の増加，Na排泄を抑制するホルモンであるアルドステロンやコルチゾールの分泌過剰，などが考えられる．

## 観察・対応のポイント

- 高値，低値ともに，重度になると意識障害や心不全，腎不全に移行する可能性がある．病態の変化を十分に観察する．
- 高Na血症の症状としては，全身倦怠感や口渇，頭痛などがある．経口摂取が可能な場合は，飲水を促し，塩分制限について指導する．
- 低Na血症の症状としては，全身倦怠感や悪心，頭痛，食欲不振などがある．重度でショックを起こしている場合は，循環動態や呼吸状態の安定を図る．
- 尿量を確認し，水分管理を行う．

# 血清カリウム
K；potassium

検体：血清

心電図の異常や，脱力を認めた場合，腎臓や筋肉，神経などの状態を知るために測定する．

**基準値**

## 3.5〜4.8mEq/L

### 異常値を示す原因（疾患）

**基準値より高値を示す場合**

高カリウム血症
- 外傷
- 熱傷
- 溶血性疾患
- 低アルドステロン症
- 代謝性アシドーシス
- インスリン欠乏症
- K製剤投与
- 輸血

など

**基準値より低値を示す場合**

低カリウム血症
- 胃腸障害
- 嘔吐
- 下痢，利尿薬投与
- 原発性アルドステロン症
- クッシング症候群
- 代謝性アルカローシス
- インスリン過剰

など

## 検査で何がわかる?

- Naが細胞外液の主要な陽イオンであるのに対し，カリウム（K）は細胞内液の主要な陽イオンである．
- 血清K濃度は，ホルモン調節を受けるとともに，細胞内液から遊離し，腎臓の濾過や再吸収機能に基づいて変動する．
- Kは浸透圧や酸塩基平衡の調節，神経・筋肉の興奮の維持に関与し，症状は筋肉や神経に出やすい．とくに心筋の活動には重要な役割をしている．
- 高K血症の原因としては，輸血や輸液によるKの過剰投与，外傷や熱傷による細胞内Kの放出，Kの排泄低下，などが考えられる．
- 低K血症の原因としては，栄養不良や胃腸障害によるKの摂取不足，下痢や嘔吐によるKの喪失，アルカローシスによるKの細胞内への移動，などが考えられる．

## 観察・対応のポイント

- 高K血症の症状としては，四肢のしびれ感や脱力感，味覚異常などがみられる．
- とくに高度の高K血症では致死的不整脈を認めることがあり，緊急性が高いので，心電図のモニタリングがもっとも重要．胸部痛や動悸など，不整脈の症状にも注意する．
- 低K血症の症状としては，筋力減退，疲労感，悪心・嘔吐，傾眠，などがある．利尿薬の使用や，糖尿病ケトアシドーシスで低K血症になりやすいので注意する．
- 心電図のモニタリングを行い，不整脈の出現に注意する．
- 高K血症の患者には，野菜や果物，加工食品など，Kを多く含む食品について説明する．

# 血清クロール
## Cl：chlorine

検体：血清

ナトリウムや重炭酸などの電解質濃度の異常，および酸塩基平衡の異常を知るために行う．

**基準値**

## 98～110mEq/L

### 異常値を示す原因（疾患）

**基準値より高値を示す場合**
- 代謝性アシドーシス
- 吸収性アルカローシス
- 高Na血症
- 低タンパク血症
- クッシング症候群

など

**基準値より低値を示す場合**
- 代謝性アルカローシス
- 吸収性アシドーシス
- 低Na血症
- アジソン病
- 尿崩症

など

### 検査で何がわかる？

- クロール（Cl）は，細胞外液中に存在する陰イオンで，総陰イオンの約70％を占める．
- Na以外の電解質とも密接な関係があり，浸透圧の維持や水分平衡，酸塩基平衡の調節などに重要な役割を果たしている．
- Naと結合し，大部分がNaCl（食塩）として存在するため，Naの摂取や排泄と深い関係がある．Clの異常値は，Na濃度も異常な場合，NaとClの差をみることで，酸塩基平衡障害の存在がわかる．

### 観察・対応のポイント

- 高Cl血症，低Cl血症に特有の症状はない．pHやアニオンギャップの数値に注意し，酸塩基平衡の調節や呼吸管理など，代謝性，呼吸性アシドーシスやアルカローシスへの対応する．
- 嘔吐や下痢などの水分喪失により，脱水状態となり血液が濃縮した結果，Clが高値となる場合がある．嘔吐や下痢の症状緩和を行う．
- 水分出納管理のために，患者自身が飲水量や尿量などを把握するように，セルフケアの指導を行う．

# 血清カルシウム
Ca;calcium

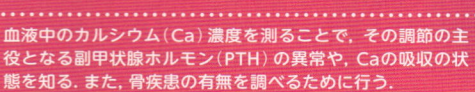

検体：血清

血液中のカルシウム(Ca)濃度を測ることで, その調節の主役となる副甲状腺ホルモン(PTH)の異常や, Caの吸収の状態を知る. また, 骨疾患の有無を調べるために行う.

**基準値**

## 8.5〜10.5mg/dL

### 異常値を示す原因(疾患)

**基準値より高値を示す場合**
- 副甲状腺機能亢進症
- 甲状腺機能亢進症
- 副腎皮質機能不全
- ビタミンD中毒
- 悪性腫瘍
- サルコイドーシス
- 結核

など

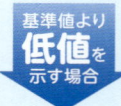

**基準値より低値を示す場合**
- ネフローゼ症候群
- 慢性腎不全
- 急性膵炎
- 副甲状腺機能低下症

など

低タンパク血症時の血清Ca補正式
補正Ca＝Ca実測値(mg/dL)−血清アルブミン濃度(g/dL)＋4

### ●●● 検査で何がわかる？

- Caは体内にもっとも多く存在する無機質で、そのうち99％以上は骨や歯に存在する。残りの1％前後は電解質の構成成分として、陽イオン（$Ca^{2+}$）の形で体液中に広く分布し、神経や筋肉の活動の調整、血液凝固、骨の成長など、さまざまな生理機能に関与している。
- 血液中のCaの半分は、主にアルブミンなどのタンパク質と結合し、さらにその半分（0.5％）が遊離型$Ca^{2+}$として血液中に存在する。血清化学検査で調べるのはこの$Ca^{2+}$である。
- PTHとビタミンDは協働し、骨や腸からCaを動員し、逆に腎臓にはCaの排泄を抑制させる。そのため高Ca血症は、PTHやビタミンDの過剰が、低Ca血症はPTHやビタミンDの減少が原因と考えられる。

### ●●● 観察・対応のポイント

- Caは神経や筋肉の興奮などの調節を行うため、Ca異常症状は神経や筋肉に現れやすい。
- 高Ca血症の症状としては、口渇、多飲、悪心・嘔吐、食欲不振、頭痛、倦怠感、脱力感、便秘などがみられる。重症化すると傾眠や見当識障害、頻脈、血圧低下が起こる。
- 低Ca血症の症状としては、手足の指や口唇周囲のしびれ、こむらがえり、知覚異常、イライラ感などがみられる。重症化すると傾眠や昏睡などを含む意識障害、けいれんが起こることがある。ショックを起こすこともあり、その場合は循環動態や呼吸状態の安定を図る。
- 高、低Ca血症ともに、食事や栄養製剤、栄養補助食品の効果的な使い方を指導する。

# 血清鉄
Fe(SI); serum iron

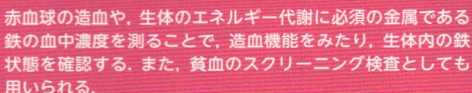

検体: 血清

赤血球の造血や，生体のエネルギー代謝に必須の金属である鉄の血中濃度を測ることで，造血機能をみたり，生体内の鉄状態を確認する．また，貧血のスクリーニング検査としても用いられる．

**基準値**

男性60～180μg/dL
女性50～170μg/dL

## ●● 異常値を示す原因（疾患）

**基準値より高値を示す場合**
- 溶血性貧血
- 再生不良性貧血
- 鉄芽球性貧血
- 異常血色素症
- 急性肝炎などの肝疾患
- 本態性ヘモクロマトーシス

など

**基準値より低値を示す場合**
- 鉄欠乏性貧血
- 真性多血症
- 感染症
- 悪性腫瘍

など

## 検査で何がわかる？

- 血清鉄（Fe）は，生体に約4g存在し，そのうち約70％はヘモグロビンなどの形で赤血球系細胞にヘム鉄として，残りの約30％がフェリチンなどに結合した貯蔵鉄として，肝臓や脾臓に存在している．
- 1日約1mgの鉄（Fe）が腸管より吸収され，約1mgの鉄（Fe）が体外に排泄される．
- 血清Feは，鉄全体の約0.1％で，トランスフェリン（Tf）と結合して血液内を運搬され，尿や便，汗から排泄される．
- Fe濃度は，赤血球の生成と崩壊のバランスによって左右されるため，造血器の機能をみる指標となる．
- 血液疾患や肝疾患では鉄の代謝異常が起こるので，血清鉄（Fe），TIBC/UIBC，フェリチンをみることで，これら疾患の診断の助けとなる．

## 観察・対応のポイント

- 女性は月経血により貯蔵鉄が減少しやすい．
- 高値の場合は，輸血歴や服用している薬剤を確認する．
- 低値の場合の症状は，めまいや立ちくらみ，労作時呼吸苦などの貧血症状がみられる．これらの症状の有無を確認する．
- 血清鉄（Fe）値の評価は，血清フェリチン値や不飽和鉄結合能の値を考慮して行う．血清鉄（Fe）の評価は，赤血球数血色素濃度，ヘマトクリット値ともに行う．

# 鉄結合能

総鉄結合能→TIBC；total iron binding capacity
不飽和鉄結合能→UIBC；unsaturated iron binding capacity

検体：血清

体内の鉄欠乏または鉄過剰の評価を行う．血清鉄と不飽和鉄結合能の比率の増加をみることで，生じている疾患を推測する．とくに鉄欠乏性貧血の診断に用いられる．

### 基準値
TIBC　男性230〜390μg/dL　女性250〜400μg/dL
UIBC　男性110〜260μg/dL　女性130〜330μg/dL

## 異常値を示す原因（疾患）

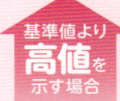

**基準値より高値を示す場合**
- 鉄欠乏性貧血
- 真性多血症
- 妊娠
- など

**基準値より低値を示す場合**
- 慢性感染症
- 悪性腫瘍
- 急性肝炎
- 肝硬変
- など

### 検査で何がわかる?

- 総鉄結合能(TIBC)は,血清中のすべてのトランスフェリンと結合できる鉄(Fe)の総量で,不飽和鉄結合能(UIBC)はトランスフェリンと結合していないFeの量をいう.
- 健常者では,すべてのトランスフェリンのうち3分の1がFeと結合し,残りの3分の2がFeと結合していない不飽和トランスフェリンである.
- したがって,TIBC = Fe + UIBCとなる.
- FeとUIBCの比率は,だいたい1:2で,FeとUIBCは逆の動きをとる.この比率の増減をみることで,再生不良性貧血か鉄欠乏性貧血かなど,生じている疾患の推測ができる.
- トランスフェリンは主に肝細胞で産生される.TIBCが低値を示す場合は,肝臓でのタンパク合成能が低下していることが考えられる.
- 鉄欠乏性貧血では,血清鉄(Fe)が低下し,TIBC/UIBCは増加する.

### 観察・対応のポイント

- Fe(68ページ参照)やフェリチン(72ページ参照)の検査数値をみながら,貧血の症状を観察する.
- 妊娠時は6ヵ月以降は貯蔵鉄が低下するためにFeが低下し,TIBCは増加する.

# フェリチン
ferritin

**検体**: 血清, 血漿

体内のFe量を推定するために，または貧血の鑑別診断や鉄過剰を疑う場合に測定される．また，腫瘍マーカーとしても利用されている．

## 基準値

**男性17～291 ng/mL**
**女性6～167 ng/mL**

## 異常値を示す原因（疾患）

**基準値より高値を示す場合**
- ヘモクロマトージス
- 再生不良性貧血
- 鉄芽球性貧血
- 白血病
- 悪性リンパ腫
- 肝がん
- 膵がん
- 肺がん
- 急性肝炎
- 肝硬変

など

**基準値より低値を示す場合**
- 鉄欠乏性貧血
- 月経
- 慢性失血
- 鉄吸収低下
- 造血亢進

など

### ●● 検査で何がわかる？

- フェリチンは内部にFeを貯蔵する可溶性のタンパクで，肝臓や脾臓，骨髄，心臓，腸管などに広く存在している．
- 現在，臓器特異的な20種類以上のフェリチンが知られている．肝臓や脾臓に由来する塩基性フェリチンと，胎盤などに由来する酸性フェリチンの，大きく2つに分けられる．
- 成人の血清フェリチン1 ng/mLが，貯蔵鉄8～10 mgに相当するので，血清フェリチン濃度を測ることで，体内鉄貯蔵量がわかる．
- ただし，悪性腫瘍や膵炎では，細胞の崩壊や主要細胞からの逸脱，主要関連の鉄代謝異常で，フェリチンが異常に放出され，貯蔵鉄と関係なく血清フェリチンが上昇する．そのため，腫瘍マーカーとして利用されることもある．
- 腫瘍マーカーとしては急性白血病や肝がん，膵がん，肺がんなどで陽性率が高い．

### ●● 観察・対応のポイント

- フェリチンが減少している場合は，鉄欠乏状態であることは，ほぼ間違いない．鉄剤の投与に関する服薬指導など，鉄欠乏性貧血に対するケアを行う．
- 月経のある女性は，貯蔵鉄が減少するので，男性より低値となり，閉経後ほぼ男性と同じになる．

## Column

### 貧血がある部分のFeとTIBC／UIBCとフェリチンの関係

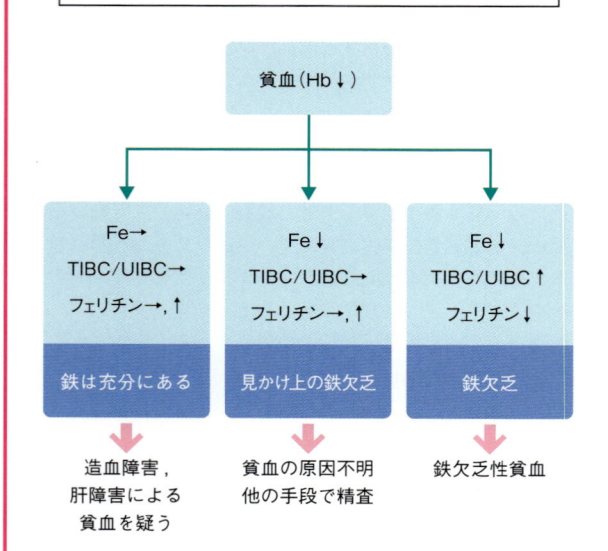

```
           貧血(Hb↓)
    ┌─────────┼─────────┐
    ▼         ▼         ▼
  Fe→       Fe↓       Fe↓
TIBC/UIBC→ TIBC/UIBC→ TIBC/UIBC↑
フェリチン→,↑ フェリチン→,↑ フェリチン↓

鉄は充分にある 見かけ上の鉄欠乏  鉄欠乏
    │           │           │
    ▼           ▼           ▼
 造血障害,    貧血の原因不明  鉄欠乏性貧血
肝障害による  他の手段で精査
 貧血を疑う
```

# ヘモグロビンからウロビリノーゲンまで

脾臓

赤血球 Hb → Hb → ビリベルジン → ビリルビン

腎 → ウロビリノーゲン
血中
尿中に排泄

アルブミン
ビリルビン + アルブミン → 血中

回腸
再吸収

肝臓

アルブミンがとれる
ビリルビン
↓
ビリルビン × グルクロン酸

（肝臓の中）

ウロビリノーゲン

十二指腸
ビリルビン — 嫌気性質

胆汁

胆管, 胆嚢

2章 血液生化学検査

3 電解質

# リン
P:phosphorous

検体：血清

血清中リン濃度の調節にかかわる副甲状腺の機能や，排泄にかかわる腎臓の機能の異常をみるために行う．また，腎不全透析患者や中心静脈栄養療法を行う患者に対しては，定期的に測定する．

**基準値**

## 2.5～4.5mg/dL

### 異常値を示す原因（疾患）

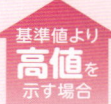

**基準値より高値を示す場合**
- 副甲状腺機能低下症
- 急性・慢性腎不全
- ビタミンD中毒

など

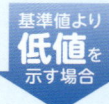

**基準値より低値を示す場合**
- 副甲状腺機能亢進症
- ビタミンD欠乏症
- 尿細管性アシドーシス
- 吸収不良症候群
- 悪性腫瘍による高カルシウム血症

など

### ●●● 検査で何がわかる?

- リン (P) は細胞膜の成分となるほか,酸塩基平衡の調節や糖代謝の促進,エネルギー代謝など,生命維持に欠かせない働きをする重要な電解質である.
- 食物により経口摂取されたPは,約60%が小腸から吸収され,腎糸球体で濾過されたPの約5分の4は尿細管から再吸収され,残りが尿から排泄される.
- Pは尿細管から再吸収されるとき,副甲状腺ホルモン (PTH) の制御を受ける.副甲状腺機能低下症により,PTHの分泌が下がると高値を示す.逆にPTHの分泌が亢進すると低値を示す.副甲状腺の機能の異常を知る指標となる.
- 急性や慢性の腎不全では,尿中へのPの排泄が減少し,高値を示す.Pの排泄臓器である腎機能の異常を知る指標となる.
- 人工透析患者におけるタンパク摂取過剰による高リン血症は,腎性骨異栄養症を引き起こし,脊椎の変形などの原因となる.

### ●●● 観察・対応のポイント

- Pが高値,低値にかかわらず,ほとんどは無症状である.しかし,Pが高値で低カルシウム血症を併発している場合は,テタニーなどが起こるので,その症状に注意する.
- Pが1.5mg/dL以下の重度の欠乏状態が続くと,食欲不振や筋力低下,脱力感などの症状が出ることがある.
- とくに低P血症で重篤な神経筋障害が生じた場合には,心不全や呼吸不全を生じることがある.バイタルサインや呼吸状態の観察が重要である.

# 血清マグネシウム
Mg；magnesium

検体：血清

腎臓や甲状腺の機能異常がみられる場合に、疾患の有無を調べるために行う。また、透析患者や中心静脈栄養療法患者には、定期的に検査する。

## 基準値

### 1.5〜3.0mg/dL

## 異常値を示す原因（疾患）

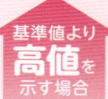

**基準値より高値を示す場合**
- 急性・慢性腎不全
- 肝炎
- 尿毒症
- アジソン病

など

**基準値より低値を示す場合**
- 吸収不良症候群
- 急性膵炎
- 腎不全多尿期
- 甲状腺・副甲状腺機能亢進症
- 原発性アルドステロン症
- 糖尿病
- ループ利尿薬
- アルコール中毒
- 慢性腎盂腎炎
- 肝硬変

など

### ●● 検査で何がわかる？

- マグネシウム (Mg) は，体内に約2,000mg存在し，約60%が骨組織に，約30%が筋組織に，残りが脳，脾臓，肝臓，腸，腎臓などに広く分布している．血清中のマグネシウム (Mg) は，その20%がアルブミンと結合している．
- 食物より経口摂取されたMgは，約30～50%が小腸全般で吸収され，排泄は腎臓より行われ，最終的に1～2%が尿中へ排出される．
- Mgの作用はカルシウム (Ca) と拮抗し，細胞膜能動輸送や核酸合成，タンパク合成，神経・筋興奮伝導など，その作用は広範囲．常にCaの異常とともに考える必要がある．
- Mgの調節は，腎臓から排泄によって行われるので，腎不全の場合は高値となり，高Mg血症の危険がある．
- ビタミンDやリチウムなどにより，腸管での吸収が亢進した場合，高値を示す．逆に消化管疾患により，腸管での吸収障害がある場合は低値を示す．

### ●● 観察・対応のポイント

- 高Mg血症の症状としては，悪心・嘔吐や食欲不振，傾眠，徐脈，腱反射の低下，うつ状態などの多彩な精神症状，などがある．
- 低Mg血症の症状としては，テタニーや筋力低下，頻脈，不整脈などがみられ，重度の場合は筋けいれんを起こすことがある．
- 緩下剤 (抗便秘薬) として，酸化マグネシウムは腎不全患者には投与しない．

# 亜鉛
Zn ; zinc

検体：**血清**

味覚・臭覚障害，皮膚炎，成長発育障害などを認めた場合に，亜鉛の過不足が関係していないかを確認する．また，輸液患者の亜鉛補給状態を確認するために行う．

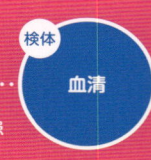

## 基準値

**65〜110μg/dL**

### ●● 異常値を示す原因（疾患）

**基準値より高値を示す場合**
- 溶血性貧血
- 好酸球増加症
- 赤血球増多症

など

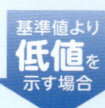

**基準値より低値を示す場合**
- 腸性肢端皮膚炎
- 炎症性腸疾患
- 糖尿病
- 肝がん，肝硬変などの肝疾患
- 透析患者

など

### 🔴🟡🟢 検査で何がわかる？

- 亜鉛（Zn）は，生体機能維持に重要な役割を果たす代表的な必須微量元素．血清中では約60％がアルブミンと結合し，残りは$\alpha_2$-ミクログロブリンと結合し，存在している．
- Znは小腸で吸収され，主に骨と筋肉に含まれている．膵臓や胆管，腎臓から排泄される．
- Znは300種類以上の酵素やサイトカイン，ホルモンの成分である．それらの中には，炭酸脱水素，乳酸脱水素酵素，アルカリホスファターゼ，などの補酵素が含まれる．亜鉛（Zn）は核酸・タンパク合成や免疫機能に関係している．おそらくこれらの酵素や補酵素の働きにZnは欠かせない原子なのだろう．
- このほかにも，Znは糖代謝，アルコール代謝，遺伝子情報の保存やコントロール，酸塩基平衡の維持など，その作用は多岐にわたる．
- 透析患者は腸管での吸収不良のためにZnが欠乏しやすく，長期静脈栄養や経腸栄養を行っている患者も，Znの摂取不足で欠乏症を起こしやすい．

### 🔴🟡🟢 観察・対応のポイント

- Znは微量元素の中でも，欠乏症を起こす頻度がもっとも高い．成人では1日6～10mgの摂取が必要である．
- 欠乏症状としては，下痢，皮膚炎，性腺機能低下，食欲不振，味覚・臭覚障害，脱毛，うつ状態などがある．
- とくに免疫力が低下することで創傷治癒が遅延する．陰部の皮疹，口や鼻，外陰部のびらん，などの皮膚症状に注意する．
- 胃潰瘍の治療薬にもZnが含まれているものがある．

# 血糖
**BS：blood sugar**
**G：glucose**

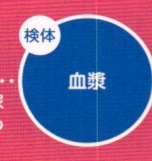

検体：血漿

血液中のグルコース濃度（糖の濃度）を測定することで，糖尿病などの糖代謝異常をきたす病態の把握を行う．迅速でかつ簡便にできる点で，糖尿病の日常診断において重要な検査．

## 基準値
**空腹時血糖　　　60〜110mg/dL**
**食後2時間値　　100〜140mg/dL**

## 異常値を示す原因（疾患）

### 基準値より高値を示す場合
- 糖尿病
- クッシング症候群
- 甲状腺機能亢進症
- 妊娠
- 肥満
- 低栄養状態
- 肝障害
- 膵障害
- ストレス

など

### 基準値より低値を示す場合
- インスリノーマ（インスリン産生腫瘍）
- 下垂体機能低下症
- 副腎皮質機能低下症
- インスリンや経口血糖降下剤投与後
- アルコール低血糖

など

### ●● 検査で何がわかる？

- ブドウ糖は血液中を流れ，インスリンの働きにより，骨格筋や脳，脂肪組織で消費される．このとき各種ホルモンの調整で，血液中の糖はほぼ一定の状態に維持されている．
- 血液中のブドウ糖は，腸管より吸収され肝臓を経たもの，肝臓にて新たに作られたもの（糖新生），肝臓にてグリコーゲンより分解されてできたものに由来する．
- 糖代謝にかかわるホルモンは，血糖値を下げるインスリンと，血糖値を上げるグルカゴンやコルチゾール，カテコラミンなどのインスリン拮抗ホルモンである．インスリン，グルカゴンは膵臓，コルチゾールやカテコラミンは副腎でつくられる．したがって，これらの臓器に障害があると，ホルモンの分泌に異常が起こり，血糖値の異常をもたらすことになる．

### ●● 観察・対応のポイント

- 血糖は食事や運動，ストレスなどの影響を受け，日内変動もある．そのため，空腹時血糖値126mg/dL以上，または随時血糖値200mg/dL以上が1回の検査で検出されただけでは，糖尿病ではなく「糖尿病型」と判断される．別の日に糖尿病型が再確認されたとき，糖尿病と診断される．
- 高血糖の症状は，口渇，多飲，夜間の頻尿（多尿）である．低血糖の症状は冷汗，動悸，手指の振戦，意識消失（昏睡）である．

# 糖化ヘモグロビン
HbA1c；hemoglobin A1c

検体：EDTA加血液

ヘモグロビンと血糖が結合した糖化ヘモグロビンの割合（％）を測定することで，過去1〜2ヵ月の血糖レベルを知り，血糖コントロールの指標とする．

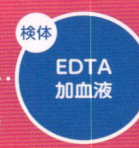

**基準値**

## 4.6〜6.2％（NGSP値）

### 異常値を示す原因（疾患）

**基準値より高値を示す場合**
- コントロールの悪い糖尿病
- 異常ヘモグロビン血症
- アルコール多飲

など

**基準値より低値を示す場合**
- 出血
- 溶血性貧血
- 異常ヘモグロビン血症
- インスリノーマ

など

## 検査で何がわかる？

- 糖化ヘモグロビン（グリコヘモグロビン・HbA1c）は，赤血球中の鉄成分であるヘモグロビンと血糖が統合したもの．
- 血糖の高さに並行して，ヘモグロビンの糖化が進む．一度ヘモグロビンに結合したブドウ糖は，赤血球・ヘモグロビンが壊れるまで離れることはない．
- 赤血球の寿命が120日であるため，HbA1cは一般的に採血時から過去1〜2ヵ月の血糖の平均を反映している．そのため糖尿病の血糖コントロールの指標として用いられる．
- 血糖コントロール不良で，平均血糖が高値であるほど，HbA1cも高値を示す．HbA1cが6.5%以上（国際標準値，JDS値では6.1%以上）の場合，多くは糖尿病と判断される．
- 血糖と違いHbA1cは食事や運動，ストレスの影響を受けず，指標としての信頼性が高い．しかし，溶血性貧血などの赤血球寿命が短い疾患では，見かけ上の低値を示す．

## 観察・対応のポイント

- 血糖コントロールの目標としては，血糖の正常化を目指す目標を6.0%未満，合併症予防のための目標を7.0未満，治療強化が困難な例では8.0%未満とされている．
- 網膜症や腎症などの，糖尿病の合併症を予防するためには，血糖コントロールの必要がある．
- 食事療法と運動療法は，糖尿病療養指導の2本柱．また，ストレスをためずに，規則正しい生活をするように指導する．
- 糖尿病患者は細菌感染を起こしやすいので，スキンケアやフットケアの実施など，セルフケアについて説明する．

# グリコアルブミン
GA：glycoalbumin

検体：血清, 血漿

アルブミンとグルコースが結合したグリコアルブミンの割合（％）を測定することで, 血糖コントロールの指標とする. HbA1cより短期の平均血糖値を推測するのに用いる.

**基準値**

## 11.8〜16.2％

### ●●● 異常値を示す原因（疾患）

**基準値より高値を示す場合**
- 糖尿病（高血糖）
- 低アルブミン血症 → 見かけ上の高値
- 浮腫
- 腹水
- 甲状腺機能低下症

など

**基準値より低値を示す場合**
- ネフローゼ症候群 → 見かけ上の低値
- 甲状腺機能亢進症
- 肝硬変

など

## 検査で何がわかる？

- グリコアルブミン（GA）は，アルブミンとグルコースが結合したもの．ヘモグロビンより血糖との親和性が高く，アルブミンの糖化速度は，ヘモグロビンの約10倍である．そのため，GAは血糖の変化では，HbA1cより大きく変動する．
- アルブミンの血中半減期が約17日であることから，GAは過去1〜2週間の平均的な血糖値を反映していると考えられている．
- 血糖値の平均値をみる指標として，もっとも期間が短いものが，「1,5AG」で2，3日〜1週間，次に短いのが「GA」で1〜2週間，「HbA1c」は1〜2ヵ月である．
- GAはコントロール状態が変化する糖尿病患者の病態把握や，糖尿病合併妊産婦などで早期に血糖コントロール状態の変化を把握したい場合には，HbA1cよりも有用である．
- GAが高値を示す原因としては，アルブミンの代謝遅延があり，高値では肝硬変や低アルブミン血症などを疑う．
- GAが低値を示す原因としては，アルブミンの産生亢進と代謝亢進がある．産生亢進は，出血などによってアルブミンの急激な喪失があると，アルブミンが急激に産生されるために，GAは低値を示す．また，ネフローゼ症候群や甲状腺機能亢進症の場合は，GAの代謝が亢進するため，GAは低値を示す．
- HbA1cは貧血，腎障害，人工透析，肝障害があると見かけ上低値を示す傾向がある．したがって，人工透析中の糖尿病のコントロールには，GAのほうが有用と考えられる．

# 総コレステロール
TC：total cholesterol

検体：血清

高コレステロール血症や脂質異常などの，動脈硬化症を引き起こす疾患の原因を探り，治療を行う上での指標として用いる．

**基準値**

## 140〜219 mg/dL

### 異常値を示す原因（疾患）

**基準値より高値を示す場合**
- 家族性高コレステロール血症
- 糖尿病
- 痛風
- 肥満症
- 甲状腺機能低下症
- クッシング症候群
- 閉塞性黄疸
- 肝細胞がん
- ネフローゼ症候群

など

**基準値より低値を示す場合**
- アジソン病
- 肝硬変
- 急性肝炎
- 吸収不良症候群
- 貧血
- 甲状腺機能亢進症

など

## 検査で何がわかる?

- 総コレステロール (TC) とは,血液中のコレステロールの総量のこと.コレステロールは,脂質であるために水に溶けにくく,血液中ではLDL,VLDL,IDL,HDLなどのリポタンパクという乗り物に乗った形で存在する.
- 総コレステロール＝VLDLコレステロール (VLDL-C) ＋LDLコレステロール (LDL-C) ＋HDLコレステロール (HDL-C)
- コレステロールや中性脂肪は水に溶けないが,リポタンパクはミセルといって水と溶ける脂質の運搬体である.
- コレステロール過剰摂取と過剰産生のために血中濃度が高くなると,高コレステロール血症を生み,主成分であるLDLコレステロールが動脈壁に蓄積し動脈硬化症の原因となる.
- 肝硬変などのように肝障害が高度になると,肝臓でのコレステロールの産生が低下し,低値を示す.
- 甲状腺機能低下症では,高コレステロール血症となり,甲状腺機能亢進症では低コレステロール血症となる.
- したがって,高コレステロール血症では,甲状腺機能低下症を除外診断.低コレステロール血症では,甲状腺機能亢進症を除外診断しなければならない.

## 観察・対応のポイント

- コレステロールが高値を示している場合は,食生活とともに運動習慣や運動量を把握し,肝臓の状態 (脂肪肝の有無) や脾臓の状態を観察する.
- コレステロールが低値の場合,食餌の摂取状況,下痢の有無を確認.できれば便の性状 (白色便の有無) を観察.コレステロールは栄養の指標なので,皮膚の状態 (乾燥や湿疹) を観察.

# HDLコレステロール
HDL-C;high density lipoprotein cholesterol

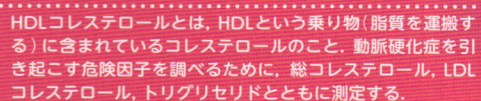

**検体**: 血清, 血漿

HDLコレステロールとは, HDLという乗り物（脂質を運搬する）に含まれているコレステロールのこと. 動脈硬化症を引き起こす危険因子を調べるために, 総コレステロール, LDLコレステロール, トリグリセリドとともに測定する.

## 基準値
**男性40〜99mg/dL, 女性40〜109mg/dL**

### 異常値を示す原因（疾患）

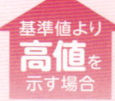

**基準値より高値を示す場合**
- 家族性CETP欠損症
- 原発性胆汁性肝硬変
- 閉塞性肺疾患
- 薬物（インスリン, エストロゲン, フェニトイン, ニコチン酸）
- 運動
- 妊娠

など

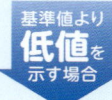

**基準値より低値を示す場合**
- アポA-I欠損症
- 高リポタンパク血症
- 冠動脈硬化症
- 肝硬変
- 糖尿病
- 肥満
- 喫煙

など

### ●● 検査で何がわかる？

- HDLコレステロール（HDL-C）とは、「高比重リポタンパク」中に含まれるコレステロールのこと．HDLはタンパク質の含有量が多いリポタンパクである．HDL-Cは血清中に含まれているコレステロールの約30％を占める．
- 肝臓から末梢へのコレステロールの運搬は、主にLDLコレステロール（LDL-C）が行うが、HDL-Cは末梢で不要になったLDL-Cを取り込み、肝臓への転送を行う．不要になったLDL-C取り込むために、抗動脈硬化作用があり、一般に「善玉コレステロール」とよばれている．
- HDL-Cが高値を示す原因としては、HDL-Cの合成の低下と異化の亢進が考えられる．それらを引き起こす疾患としては、HDL-Cの活性に関するCETP（コレステロールエステル転送タンパク）の遺伝性の欠損がある．

### ●● 観察・対応のポイント

- HDL-Cの低下は、食習慣や運動不足、肥満、喫煙と関係しているので、これらを改善するための生活指導を行う．
- 食事指導は、低コレステロール食品の摂取とカロリー減が中心となる．とくにトランス脂肪酸が含まれる加工食品などは、HDL-Cを低下させるので注意が必要．
- HDLは肝臓でapoA-Iとして合成され、末梢でコレステロールを取り込んでHDLとなる．肝細胞障害でapoA-Iの産生が低下すると、末梢からのコレステロールの回収が滞る結果、コレステロールの需給バランスが崩れ、血管壁にコレステロールが沈着し、動脈硬化が進行する．

# LDLコレステロール
## LDL-C；low density lipoprotein cholesterol

**検体**：血清，血漿

LDLコレステロールとは，LDLという乗り物（脂質を運搬する）に含まれているコレステロールのこと．動脈硬化症の危険性を判断するために，総コレステロール，HDL-C，トリグリセリドとともに測定する．

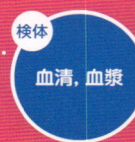

### 基準値

$$70～139\,mg/dL$$

## 異常値を示す原因（疾患）

**基準値より高値を示す場合**
- 家族性高コレステロール血症
- 甲状腺機能低下症
- クッシング症候群
- 糖尿病
- ネフローゼ症候群
- 閉塞性黄疸
- 肝臓がん
- 肥満症
- 妊娠

など

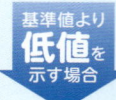

**基準値より低値を示す場合**
- 無・低βリポタンパク血症
- 甲状腺機能亢進症
- 慢性肝炎
- 肝硬変
- 吸収不良症候群
- 貧血
- 白血病

など

## 検査で何がわかる？

- LDLコレステロール（LDL-C）とは，「低比重リポタンパク」，つまり比重が軽いコレステロールの含有量が多いリポタンパクである．血液中に含まれるコレステロールの約75％を占める．
- 肝臓で合成されたコレステロールは，水になじみやすいリポタンパクLDLに取り込まれ，LDLは血液中を流れて，末梢組織にある受容体に取り込まれ，細胞膜構成成分として利用される．
- しかし，LDL-Cの増加は，末梢への供給過剰となり，血管内皮下に蓄積したLDL-Cが，動脈硬化プラークを形成する．プラークは血流により亀裂を生じて破綻し，血栓を形成する．それが虚血性臓器の病変を引き起こす．そのため動脈硬化の代表的な危険因子として，一般的に「悪玉コレステロール」とよばれている．
- 空腹時の総コレステロール値とHDLコレステロール値とトリグリセリド値がわかっていれば，LDLコレステロール値を算出できる．
LDL-C＝総コレステロール－HDL-C－トリグリセリド値×0.2

## 観察・対応のポイント

- LDL-Cの高値，中でも家族性高コレステロール血症などは，遺伝が大きく影響するので，家族歴の把握が重要である．
- 140mg/dL以上で食事療法を，160mg/dL以上で薬物療法を行う．

# トリグリセリド
## TG：triglyceride

検体：**血清**

脂質異常症の原因となる病態や、疾患の原因を探り、確定診断のための必須の検査．また、治療時のモニターとしても利用される．メタボリックシンドロームの診断基準の1つである．

### 基準値

**50～149 mg/dL**

### 異常値を示す原因（疾患）

**基準値より高値を示す場合**
- 食後
- 家族性カイロミクロン血症
- 糖尿病
- 肥満
- 甲状腺機能低下症
- クッシング症候群
- 閉塞性黄疸
- 脂肪肝
- 急性・慢性膵炎
- ネフローゼ症候群
- 多発性骨髄腫

など

**基準値より低値を示す場合**
- 家族性低リポタンパク血症
- 無β・低βリポタンパク血症
- 甲状腺機能亢進症
- 慢性肝炎
- 肝硬変
- 肝不全
- 吸収不良症候群
- 末期がん
- 慢性膵炎

など

### 検査で何がわかる？

- トリグリセリド（TG）は，一般に「中性脂肪」とよばれている．トリグリセリドは3個の脂肪酸と3個のグリセロール（糖アルコール）がエステル結合したものである．厳密には中性脂肪の約95％がトリグリセリドで，残りの約5％がモノグリセリドとジグリセリドである．
- TGはグルコースが不足した場合のエネルギー源となるほか，組織の維持，外界からの衝撃緩和，体温維持などの働きをしている．分泌過剰のときは，脂肪組織に蓄えられる．
- TGは肝臓で合成されるアポタンパクに取り込まれ，超低比重リポタンパク（VLDL），さらにVLDLはリポタンパクリパーゼLPLにより中間比重リポタンパク（IDL），低比重リポタンパク（LDL）となる．この代謝過程が障害されると高値を示す．
- 肥満や糖尿病ではLPLの活性を低下させ，遊離脂肪酸を増加させるので，TG合成が亢進され，TGは高値となる．一方，肝硬変などの重症肝障害では，肝臓での合成能が低下するために，TGは低値を示す．

### 観察・対応のポイント

- TGは食後30分前後で上昇し，毎日飲酒する人では20mg/dL程度高くなる．夏よりも冬に高くなりやすく，男性は40歳以降，女性は閉経後に高値となる．
- コレステロールと同様，生活習慣と密接な関係がある．食事療法や運動療法により，生活改善の指導を行う．
- TGを増加させ，肥満の原因となる，高カロリー・高脂肪食，高糖質食，アルコール摂取を控えるように指導する．

# リポタンパク分画
## lipoprotein fractionation

**検体：血清**

脂質異常症を判断する場合に,リポタンパクをまず簡便な電気泳動法により分画する.どの分画が増加または減少しているかを知り,疾患の分類や病態把握を行う.

### 基準値
| | | | |
|---|---|---|---|
| α(HDL) | 23～51% | β(LDL) | 35～55% |
| Pre-β(VLDL) | 0～33% | カイロミクロン(CM) | 0～2% |

## 異常値を示す原因(疾患)

### 基準値より高値を示す場合

**カイロミクロン(CM)**
- Ⅰ型,Ⅴ型脂質異常症 インスリン欠乏症 など

**VLDL(+IDL)**
- Ⅳ型,Ⅴ型,Ⅱb型脂質異常症 ネフローゼ症候群 糖尿病 痛風 など

**LDL**
- Ⅱa型,Ⅱb型脂質異常症 ネフローゼ症候群 甲状腺機能低下症 など

**HDL**
- CETP欠損症 HTGL欠損症 運動 など

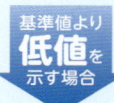

### 基準値より低値を示す場合

**カイロミクロン(CM)**
- 無βリポタンパク血症 脂肪吸収不良症候群 など

**VLDL(+IDL)**
- 無βリポタンパク血症 低βリポタンパク血症 など

**LDL**
- 無βリポタンパク血症 低βリポタンパク血症 甲状腺機能亢進症 肝硬変 など

**HDL**
- 急性肝炎 肝硬変 甲状腺機能亢進症 など

## ●● 検査で何がわかる？

- 血清脂質は，血液中では可溶性のリポタンパク粒子として存在し，相互に関連している．リポタンパクは，超遠沈法などによって比重により分類し，軽い順からカイロミクロン（CM），超低比重リポタンパク（VLDL），低比重リポタンパク（LDL），高比重リポタンパク（HDL）の4つに大別される．
- 電気泳動法でリポタンパクを分類すると，カイロミクロン，β，Pre-β，αに分類される．
- リポタンパク分画は，通常は総コレステロール，トリグリセリドが異常値を示した場合に，次の検査法として行われている．
- リポタンパクは，体内で合成された脂質の末梢組織細胞への供給，肝臓への運搬，血漿タンパクの運搬などに働く．これらの代謝過程でなんらかの障害があると，脂質異常症や異常リポタンパク血症が引き起こされる．その場合，どの分画が増加または減少しているかを知ることで，Ⅰ型からⅤ型に分類されている脂質異常症の種類がわかり，治療に役立つ．

## ●● 観察・対応のポイント

- リポタンパクは食事の影響が大きい．とくに高脂肪食の場合は，LDLとHDLはともに増加する．また高糖質食ではVLDLが増加し，HDLが低下する．アルコールではVLDLとHDLがともに増加する．患者の食生活を把握することが大切．
- 体内でのリポタンパクの流れ

消化管 ─────→肝臓──→VLDL（＋IDL）──→LDL──→末梢
　　カイロミクロン　↑　─────── HDL ←───

# AST; aspartate aminotransferase (GOT)
# ALT; alanine aminotransferase (GPT)

検体：血清

代表的な逸脱酵素であるASTとALTの血清中の濃度を測定することで、主として肝細胞の破壊の有無を推定し、肝疾患の診断に用いる。

## 基準値

**AST　10～40IU/L**
**ALT　5～42IU/L**

## 異常値を示す原因（疾患）

**基準値より高値を示す場合**

- 劇症肝炎
- 急性肝炎
- 慢性肝炎
- 肝硬変
- 肝がん
- 脂肪肝
- 胆道閉塞
- 胆石症
- 胆嚢
- 胆管炎
- 心筋梗塞
- 心筋炎
- 筋ジストロフィー
- 多発性筋炎
- 溶血性疾患

など

ASTは「アスパラギン酸アミノトランスフェラーゼ」の略称．ALTは「アラニンアミノトランスフェラーゼ」の略称．

（注）逸脱酵素とは、その酵素を含有している細胞（組織）が破壊されると血中にあふれ出してくる酵素である．

### ●● 検査で何がわかる？

- AST，ALTともに代表的な逸脱酵素で，細胞の障害に伴い，血清中の濃度が上昇する．
- ASTとALTを総称して，トランスアミナーゼという．これはアミノ酸とα-ケト酸とのアミノ基転移を触媒する一連の酵素である．
- ASTは心筋に多く，次いで肝臓，骨格筋，腎臓，膵臓など，いろいろな組織細胞に広く分布している．一方，ALTは比較的肝臓に特異的であり，腎臓に肝臓の約3分の1程度が存在してる以外は，ほかの臓器にはあまり存在しない．
- ASTとALTの個々の上昇を検討し，AST/ALTの比を求めることが大切である．
- AST/ALT＞0.87の場合は，アルコール性肝炎や肝硬変，肝細胞がん，心筋障害，筋疾患，溶血性疾患などを疑う．
- AST/ALT＜0.87の場合は，慢性肝炎や非アルコール性脂肪肝，急性肝炎の回復期を疑う．

### ●● 観察・対応のポイント

- 肝機能障害が疑われる場合は，全身倦怠感や黄疸の有無など，その症状の出現に注意する．全身倦怠感，体重減少のあるときは，AST，ALTを測定する．
- AST，ALTが高値の場合，まず肝疾患を疑う．肝炎ウイルス関連検査，腹部エコーなどを行う．

# 乳酸脱水素酵素
**LDH：lactate dehydrogenase**
**LDHアイソザイム**

代表的な逸脱酵素である乳酸脱水素酵素を測定することで，心臓，肝臓，腎臓，血液などの各種疾患や悪性腫瘍，悪性貧血などの診断，経過観察の指標に用いる．また，臓器特異性が低いため，アイソザイムを検討して，障害を起こした臓器を推定する．

**検体：血清**

## 基準値

| | |
|---|---|
| LDH 120～240IU/L | LD$_3$ 17～24% |
| LDHアイソザイム LD$_1$ 19～31% | LD$_4$ 6～13% |
| LD$_2$ 29～37% | LD$_5$ 6～16% |

### 異常値を示す原因（疾患）

**基準値より高値を示す場合**
- 急性肝炎
- 慢性肝炎
- 肝がん
- 心筋梗塞
- うっ血性心不全
- 白血病
- 悪性貧血
- 溶血性貧血
- 肉腫
- がん転移
- 進行性筋ジストロフィー
- など
- 血管炎

**基準値より低値を示す場合**
- 遺伝性LDH-H・LDH-Mサブユニット欠損症

### 🔴🔵 検査で何がわかる?

- 乳酸脱水素酵素(LDH)は,生体組織内に広く分布し,ブドウ糖がエネルギーを生み出す際に作用する酵素である.
- LDHは心臓,肝臓,腎臓,骨格筋などの炎症や障害により,血液中に流出する逸脱酵素で,高値では,臓器や組織,赤血球などに変性や壊死,崩壊が起こっていると考えられる.
- しかし,LDHは臓器組織特異性が低いため,どこの臓器または組織に異常が生じているかを判断することができない.そこでアイソザイム(同じ反応を触媒する,タンパク質の構造が異なる酵素)を調べることで,臓器由来を推定する.
- LDHは$LD_1$〜$LD_5$の5つのアイソザイムが存在する.
    1. $LD_1$・$LD_2$型上昇→急性心筋梗塞,腎梗塞,悪性貧血,溶血性貧血,進行性筋ジストロフィー
    2. $LD_2$・$LD_3$型上昇→白血病,悪性リンパ腫,膠原病,ウイルス感染
    3. $LD_3$・$LD_4$型上昇→肺がん,血小板由来疾患
    4. $LD_5$型上昇→急性肝炎,原発性肝臓がん,脂肪肝

### 🔴🔵 観察・対応のポイント

- LDHは激しい筋肉運動後や筋肉注射でも,筋肉が損傷されるため高値を示す.とくに激しい運動では上昇し,数日間高値が続く.採血前の問診で確認する.
- 一般に妊婦の数値は高い(とくに妊娠後期).
- 急性心筋梗塞が疑われる場合,胸痛などの症状に注意し,心機能の負担軽減,水分代謝に注意する.
- 悪性疾患(悪性リンパ腫など)において,LDHが著しく高値の場合は,臓器の障害が大きいことを示している.

# アルカリホスファターゼ

ALP：alkaline phosphatase
ALPアイソザイム

肝臓や小腸，骨，胎盤などに存在するアルカリホスファターゼの血清濃度を測ることで，これらの臓器の障害や代謝異常を探る．また，アイソザイムを測定することで，障害組織を推定する．

**検体：血清**

## 基準値

110～350IU/L
アイソザイム　$ALP_2$　38～71%
　　　　　　　$ALP_3$　29～62%

### 異常値を示す原因（疾患）

**基準値より高値を示す場合**
- 胆管胆石症
- 胆管がん
- 膵頭部がん
- 肝臓がん
- 閉塞性黄疸
- 薬物性肝硬変
- 急性・慢性肝炎
- 肝硬変
- 骨肉腫
- 多発性骨髄腫
- 骨軟化症
- 副甲状腺機能亢進症
- パジェット病
- ビタミンD欠乏症
- 骨折
- 骨粗鬆症

など

**基準値より低値を示す場合**
- 先天性ホスファターゼ血症

など

## 検査で何がわかる?

- アルカリホスファターゼ(ALP)は，ほとんどの臓器組織に分布し，中でも肝臓や小腸，骨，胎盤などに多く存在する．
- ALPは，アルカリ性の環境で，主に有機リン酸エステルから無機リンを遊離させる誘導酵素とよばれている．
- ALPは主として肝臓から胆汁に排泄されるので，肝・胆道系の障害により，高値を示す．
- また，ALPは骨にも存在する．そのため骨芽細胞が増殖するような骨代謝の亢進によっても，高値を示す．
- ALPは，6つのアイソザイムに分類される．

  $ALP_1$(由来：肝臓)→肝障害，転移性肝臓がん，閉塞性黄疸，胆道疾患，など

  $ALP_2$(由来：肝臓)→肝障害，肝炎，肝硬変，肝臓がん，閉塞性黄疸，など

  $ALP_3$(由来：骨芽細胞)→乳幼児・小児，がんの骨転移，骨肉腫，骨軟化症，など

  $ALP_4$(由来：胎盤，腫瘍)→妊娠，末期がん，など

  $ALP_5$(由来：小腸)→血液型B・O型の人の高脂肪食後，人工透析，など

  $ALP_6$(由来：ALP結合性免疫グロブリン)→潰瘍性大腸炎，免疫異常，肝臓がん，など

## 観察・対応のポイント

- ALP高値の場合は，肝胆膵疾患を疑って黄疸の有無，右上腹部痛の有無を調べる．

# アミラーゼ

AMY；amylase
AMYアイソザイム

**検体：血清**

アミラーゼの外分泌器官である膵臓や，唾液腺に異常があるかを知るために行う．また，急性膵炎の診断に用いる．アイソザイムの増減を調べることで，疾患の鑑別を行う．

## 基準値

35～125IU/L
アイソザイム　　血清P：24～65％，　S：36～77％

## 異常値を示す原因（疾患）

**基準値より高値を示す場合**
- 急性膵炎
- 慢性膵炎の急性増悪期
- 胃・十二指腸潰瘍穿孔
- 腎不全
- マクロアミラーゼ血症

など

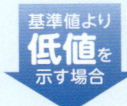

**基準値より低値を示す場合**
- 膵臓切除後
- 唾液腺摘出後

など

## 🔴🟡🟢 検査で何がわかる？

- アミラーゼ（AMY）は，膵臓および唾液腺から消化管内に分泌され，炭水化物を分解し，ブドウ糖（単糖）にする消化酵素の1つ．
- AMYは逸脱酵素でもあるため，膵臓や唾液腺の細胞が変性・壊死を起こすと，血液中にも現れる．とくに膵臓に障害があるときは，高値を示す．そのため急性膵炎の診断に有用．高値の場合は，アイソザイムの分析により，疾患を絞りこむ．
- 胆道や肝臓，肺，卵巣などの疾患でも，異常値を示すことがあるため肺・卵巣がんの腫瘍マーカーとして利用される．
- AMYには，2つのタイプのアイソザイムがあり，分泌器官の違いにより，膵臓由来のP型と，唾液腺由来のS型がある．
   P型の増加→急性膵炎，慢性膵炎，慢性腎不全，薬物投与によるP型優位，など
   S型の増加→耳下腺炎，腫瘍産生アミラーゼ，術後高アミラーゼ血症，など
   P型の低下→膵がん（末期），膵臓切除後，など
   S型の低下→放射線治療後（下顎部，顎部），シェーグレン症候群，唾液腺摘出後，など

## 🔴🟡🟢 観察・対応のポイント

- 急性膵炎は，発作直後に明らかな高値を示さない場合がある．まず上腹部痛などの症状を確認する．
- 急性膵炎の痛みの強さは，重症度に比例する．ショックを呈することがあるので，注意して症状を観察する．
- 大量飲酒やステロイドの大量使用で，高AMY血症を起こすことがある．飲酒の有無と量を確認する．

# クレアチンキナーゼ
**CK:creatine kinase**
**CKアイソザイム**

2章 血液生化学検査 / 6 酵素

骨格筋や心筋、脳、平滑筋などに分布している逸脱酵素である。クレアチンキナーゼの血清濃度を測定し、これらの筋細胞の障害・損傷を診断する。また、高値を示す場合は、アイソザイムを調べ、異常を生じている臓器や疾患を推定する。

**検体：血清**

## 基準値
男性 40〜200IU/L
女性 40〜165IU/L

アイソザイム　CK-MM　92〜100%
　　　　　　　CK-MB　0〜7%
　　　　　　　CK-BB　0〜2%

## 異常値を示す原因(疾患)

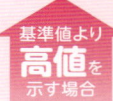

**基準値より高値を示す場合**
- 心筋梗塞
- 心原性ショック
- 心筋炎
- 進行性筋ジストロフィー
- 皮膚筋炎
- 多発性筋炎
- 重症筋無力症
- 甲状腺機能低下症
- 悪性腫瘍
など

**基準値より低値を示す場合**
- 甲状腺機能亢進症
- 妊娠
- 長期臥床

## 検査で何がわかる？

- クレアチンキナーゼ（CK）は，以前はクレアチンホスホキナーゼ（CPK）とよばれていた．クレアチリン酸の合成と分解を触媒し，筋肉収縮に必要なエネルギー代謝にかかわる．
- CKは骨格筋，心筋，平滑筋，脳などに多く含まれ，これらの部位が損傷を受けると血液中に逸脱する逸脱酵素である．
- 急性心筋梗塞では，CKは発症後数時間で上昇し，16～20時間後にピークに達し，3～4日で正常化する．
- またCKは，激しい運動や外傷など，骨格筋が直接障害された場合，進行性筋ジストロフィーなどで上昇する．
- CKは，M型（筋型）とB型（脳型）の2つのサブユニットからなる二量体酵素で，CK-MM，CK-BB，CK-MBの3種類のアイソザイムがある．CKが高値を示した場合は，アイソザイムの検査を行い，疾患の鑑別を行う．
  1. CK-BB（主な分布→脳）→急性脳障害，脳挫傷，悪性腫瘍，悪性過熱症，間脳手術，など
  2. CK-MB（主な分布→心筋）→急性心筋梗塞，心臓障害，筋障害，多発性筋炎，筋ジストロフィー，など
  3. CK-MM（主な分布→骨格筋）→筋疾患，骨格筋障害，神経筋疾患，など

## 観察・対応のポイント

- 血清中のCKは，CK-MMが圧倒的に多く，CK-BBはごくわずかである．そのため，運動するとCK値は上昇しやすく，とくに激しい運動後は急激な上昇をみせる．
- また，筋肉注射の場合も，CK値は2～10倍となるので，そのことを考慮する．

# クレアチニンキナーゼ-MB
CK-MB；creatinine kinase-MB

**検体：血清**

クレアチニンキナーゼのアイソザイムの1つである。心筋に多量に存在するCK-MBを測定することで、心筋障害の診断に用いる。心筋障害の特異的マーカーとして広く利用されている。

## 基準値
0〜7％（CK総括性）　5.2ng/mL

### 異常値を示す原因（疾患）

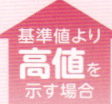

**基準値より高値を示す場合**
- 急性心筋梗塞
- 心筋炎
- 心膜炎

など

### ●●● 検査で何がわかる？

- クレアチニンキナーゼ-MB（CK-MB）は，CKアイソザイムの1つで，骨格筋に比べ，心筋に多量に存在する．そのため，心筋特異性が高い．
- CKの総活性値が10%を超える場合は，急性心筋梗塞や心筋炎，心膜炎などの心筋障害を疑う．
- 心筋細胞が傷害を受けたときに，血液中に逸脱する酵素のことを心筋マーカーという．CK-MBはCKとともに，代表的な心筋マーカーである．
- このほかに心筋マーカーには，H-FABP（心臓型脂肪酸結合タンパク，ラピチェック®）トロポニンT，ミオグロビン，LDHなどがある．

### ●●● 観察・対応のポイント

- 急性心筋梗塞の代表的な症状である，胸痛の症状緩和を行う．
- 食事療法が可能な場合は，カロリーやコレステロールの摂取に注意するように指導する．

# γ-グルタミルトランスペプチダーゼ
γ-GTP；glutamyl transpeptidase

**検体：血清**

胆汁のうっ滞や肝炎など、種々の肝・胆道系疾患のスクリーニング検査として行う．また，アルコール性肝障害など，飲酒マーカーとしても用いられている．

## 基準値

男性　10～80 IU/L
女性　10～40 IU/L

### 異常値を示す原因（疾患）

**基準値より高値を示す場合**

- アルコール性肝障害
- 肝臓がん
- 閉塞性黄疸
- 胆汁うっ滞
- 原発性胆汁性肝硬変
- 急性肝炎
- 慢性肝炎
- 肝硬変
- 脂肪肝
- 急性・慢性膵炎
- 心筋梗塞
- 糖尿病

など

## 検査で何がわかる？

- $\gamma$-グルタミルトランスペプチダーゼ（$\gamma$-GTP）は，解毒作用やがん化の抑制作用のあるグルタチオニンの分解や再合成，$\gamma$-グルタミル基をほかのペプチドやアミノ酸に転移させる酵素である．
- $\gamma$-GTPは腎臓にもっとも多く，膵臓や肝臓，脾臓，小腸，脳，心筋などにも分布している．しかし，$\gamma$-GTPは腎臓疾患で上昇することはほとんどない．
- $\gamma$-GTPが上昇するのは，肝・胆道系疾患が主である．著明な上昇は，胆汁うっ滞やアルコール性，薬物性を疑う．
- 胆汁うっ滞で上昇するのは，胆汁の排泄障害により，$\gamma$-GTPが血液中に流入するためと，胆管上皮細胞の産生が増加するためだと考えられる．
- また，過度の飲酒やアルコールの常飲による$\gamma$-GTPの上昇は，飲酒により肝小胞体の酵素誘導や，肝細胞障害による遊離の増加が考えられる．そのため，この検査はアルコール性肝障害の診断には欠かせないものである．また，治療中の患者が，禁酒を守っているかを判断する指標となる．

## 観察・対応のポイント

- アルコール性肝障害の患者には，これまでの飲酒歴を聞き，量や期間，最終の飲酒日を把握する．
- 向精神薬や抗てんかん薬などの薬剤によっても$\gamma$-GTPは上昇する．患者に薬剤の服用歴を問診する．
- アルコールと薬剤の併用が，肝障害を悪化させることがある．
- 閉塞性黄疸の患者には，倦怠感や掻痒感などの症状緩和ケアを行う．

# コリンエステラーゼ
ChE；cholinesterase

検体：血清

肝臓で合成・分泌される，血清中のコリンエステラーゼを測定することで，肝臓のタンパク合成能を知る指標とする．また，肝疾患の重症度の判定に用いる．

**基準値**

**男性　240～490IU/L**
**女性　200～460IU/L**

## 異常値を示す原因（疾患）

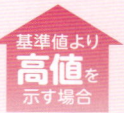

**基準値より高値を示す場合**
- ネフローゼ症候群
- 糖尿病
- 甲状腺機能亢進症
- 脂質異常症

など

**基準値より低値を示す場合**
- 悪性腫瘍
- 急性感染症極期
- 内分泌疾患
- 急性肝炎
- 慢性肝炎
- 肝硬変
- 肝がん
- 先天性血清ChE欠損症
- 栄養障害

など

## 検査で何がわかる？

- コリンエステラーゼ（ChE）は，コリンエステルをコリンと有機リンに加水分解する触媒となる酵素である．
- ChEは，主に肝臓で合成，分泌され，骨格筋や神経組織，赤血球などに存在する．
- ChEの低下は，肝臓のタンパク合成能が低下したときにみられる．そのため，肝臓での予備能力を知る指標となる．
- また，肝細胞の障害では，鋭敏に早期の障害を反映する．そのため初期よりも重症度の判定や経過観察に有効である．
- ネフローゼ症候群では，低タンパクの代償で，肝細胞でのタンパク合成が増加し，高値を示すが，アルブミン値が低いのが特徴．したがって，アルブミンが低値であるのにChEが上昇している場合は，ネフローゼ症候群などのタンパク漏出性疾患を疑う．
- ChEが低値を示す場合，消耗性疾患やがんの悪液質に伴う栄養障害を疑う．

## 観察・対応のポイント

- 手術時に筋弛緩薬（コリンエステル製剤）を使用するが，この筋弛緩薬を分解中和するのがChEである．術前にこのChE量をチェックすることは重要である．
- 肝硬変でChEが徐々に低下するときは，肝不全の徴候である．腹水や黄疸などの症状に注意する．

2章 血液生化学検査
6 酵素

# リパーゼ
lipase

検体: 血清

膵臓から分泌されるリパーゼの血清中の濃度を測定することで，膵臓疾患の病態や，膵臓機能の異常を知る指標とする．

## 基準値

**6～45U/L**

### ●● 異常値を示す原因（疾患）

**基準値より高値を示す場合**
- 急性膵炎
- 慢性膵炎
- 膵臓がん
- 膵管閉塞
- 胆道疾患
- 肝臓疾患

など

**基準値より低値を示す場合**
- 慢性膵炎（末期）
- 膵臓がん（末期）
- 膵臓全摘後

など

## 検査で何がわかる？

- リパーゼは，主に膵臓から分泌され，中性脂肪（トリグリセリド）を遊離脂肪酸とグリセロールに加水分解する酵素である．膵臓から十二指腸に排泄されるが，一部は血液中に逸脱する．
- リパーゼはアミラーゼと同様に，膵臓からの逸脱酵素．膵実質の障害，つまり膵管の狭窄や閉塞による膵液のうっ滞などで血液中に逸脱し，高値を示す．
- リパーゼはアミラーゼより膵臓に特異的で，急性膵炎ではほぼ100％高値を示す．そのため，膵臓の病態や膵臓機能自体の変化を予測する上で，アミラーゼよりも優れ，もっとも有効性の高いマーカーといえる．
- またリパーゼは，アルコール性急性膵炎に対しても感度が高い．そのため診断に有用であると考えられている．

## 観察・対応のポイント

- 急性膵炎が疑われる場合，疼痛の部位や程度の観察を行う．医師の指示により鎮痛薬を使用するまで，疼痛緩和ケアを行う．同時にバイタルサインをチェックし，血圧降下や頻脈，意識障害，チアノーゼなどのショック症状の出現に注意し，対処する．
- アルコール性急性膵炎が疑われる場合は，アルコールの摂取量を把握する．

# トリプシン
trypsin

膵臓から膵管に分泌される外分泌酵素である．膵特異性の高い酵素であるトリプシンの血清中の濃度を測定することで，膵障害の有無や，膵臓疾患を推定する上での補助的な検査として用いる．

検体：血清

## 基準値

**110〜460 ng/mL**

### 異常値を示す原因（疾患）

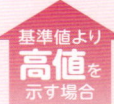

**基準値より高値を示す場合**
- 急性膵炎
- 慢性膵炎（急性増悪期）
- 膵臓がん
- 胆道疾患
- 肝硬変
- 腎不全

など

**基準値より低値を示す場合**
- 慢性膵炎
- 膵臓がん（進行期）
- 膵臓全摘後

など

### ●●● 検査で何がわかる？

- トリプシンは，前駆体のトリプシノーゲンとして膵臓から分泌されたあと，十二指腸で活性化されてトリプシンとなる．代表的なタンパク分解酵素である．
- トリプシンは膵臓が炎症したり，膵管や総胆管が閉塞すると，血液中に逸脱する．また，肝臓での代謝が低下したり，腎臓からの排泄が低下することで，血清中の濃度が上昇する．
- トリプシンは，膵臓以外の臓器には存在しない．そのためリパーゼやアミラーゼより膵特異性が高い．とくに急性膵炎に対して，高い感度と特異性を示す．
- しかしトリプシンは，血液中ではほかの物質と結合しやすいために，酵素活性として迅速な検査ができない．そのために急性期の診断には適さず，診断の補助的な検査として行う．
- またトリプシンは，膵特異性が高いため，低値を示す場合は，慢性膵炎の進行期などの分泌機能不全を疑う．

### ●●● 観察・対応のポイント

- 急性膵炎の特徴的な症状である，心窩部を中心とする上腹部の持続する疼痛や，背部痛などの疼痛緩和を行う．
- 腹水の貯留がないか，腹部の張りを観察する．
- 腹水の貯留や腸管の麻痺に伴い，悪心や嘔吐の症状が出やすい．これらの症状に注意し，症状緩和を行う．

# 心筋トロポニンT
cTnT；cardiac troponin T

**検体：血清**

心筋が傷害されたときに血液中に逸脱する心筋トロポニンTの濃度を測定し，心筋損傷の指標とする．とくに早期心筋障害の診断の第1選択となる．代表的な心筋マーカーである．

## 基準値

### 0.1 ng/mL以下

## 異常値を示す原因（疾患）

**基準値より高値を示す場合**
- 心筋梗塞
- 狭心症
- 心筋炎
- 心臓手術後

など

### 🔴🔵 検査で何がわかる？

- 心筋トロポニンT（cTnT）は，心筋細胞を構成する細いフィラメントであり，トロポニンT，C，Iの3種類が存在する．とくにcTnTは心筋特異性が高い．
- cTnTは，心筋の筋収縮機能を調節している．そのため心筋が傷害されると，早期に血液中に出現し，異常値が長時間続く．そのため，早期心筋梗塞の診断の第1選択とされている．
- 心筋に障害が起こると，血液中に逸脱する成分を「心筋マーカー」とよぶが，cTnTは代表的な心筋マーカーの1つ．
- cTnTは，超急性期心筋梗塞時（発症後2時間程度）で上昇する心臓型脂肪酸結合タンパク（H-FABP），ミオグロビンに次いで早く上昇し，発症後12～18時間でピークに達する．

### ●心筋梗塞時の心筋マーカー

| 心筋マーカー | 出現時間 | ピークまでの時間 |
| --- | --- | --- |
| H-FABP* | 2時間程度 | 5～10時間 |
| ミオグロビン | 1～4時間 | 6～8時間 |
| cTnT* | 2～12時間 | 12～18時間 |
| CK-MB* | 3～12時間 | 18～24時間 |
| ミオシン連鎖 | 6～12時間 | 48～72時間 |
| LDH* | 10時間 | 48～72時間 |

*実際の臨床ですぐに測定できる．

# 骨代謝マーカー（I型コラーゲン架橋Nテロペプチド）
## NTX；cross linked N-telopeptides of type I collagen

**検体：血清**

NTXは，骨代謝を評価する指標である骨吸収マーカーの1つ．血清中のNTXを測定することで，骨密度の減り方を予測したり，骨折しやすさの指標として用いる．また，骨粗鬆症治療のモニターとしても用いる．

### 基準値
閉経前女性　7.5～16.5nmolBCE/L
閉経後女性　10.7～24.0nmolBCE/L
男性　　　　9.5～17.7nmolBCE/L

※BCE＝コラーゲン相当量
（bone collagen equivalent）

### ●●● 異常値を示す原因（疾患）

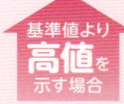

**基準値より高値を示す場合**
- 原発性副甲状腺機能亢進症
- 悪性腫瘍の骨転移（肺がん，乳がん，前立腺がん）
- 閉経女性など骨吸収亢進の状態
- 骨粗鬆症

など

**基準値より低値を示す場合**
- 骨吸収阻害薬治療

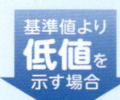

## 検査で何がわかる？

- NTX（Ⅰ型コラーゲン架橋Nテロペプチド）は，破骨細胞による骨吸収のときに，コラーゲンを分解する破骨細胞のカテプシンKにより生成される．分解されると血液中に放出されるので，血中濃度が上がる．
- 骨は常に骨吸収と，骨形成のサイクルを繰り返している．古い骨の一部は破骨細胞により溶解され，骨吸収＝骨のスクラップが起こる．その後，骨芽細胞により新しい骨，つまりコラーゲン基質を主とする類骨がつくられ，そのなかにカルシウムやリンなどの石灰が沈着し，骨形成が終わる（骨形成＝骨のビルド）．このような骨代謝を評価する指標として，骨代謝マーカーがある．
- しかし，骨吸収・骨形成のサイクルそのものを直接反映するマーカーはない．そのため骨吸収マーカーと骨形成マーカーを別に測定し，総合的に判断する．
- このほか，血清を検体とする骨吸収マーカーには，Ⅰ型コラーゲンC末端架橋テロペプチド（ICTP）が，骨形成マーカーには骨型アルカリホスファターゼ（BAP）などがある．

## 観察・対応のポイント

- 骨吸収の亢進がある場合は，ビスホスホネートなどの骨吸収阻害薬を用いた，積極的な治療を行う．その場合も，NTXの数値を観察し，薬剤の治療効果をモニターする．
- 骨代謝マーカーは日内変動が大きく，夜間から早朝にかけて最高値となる．また，年齢差，とくに女性では大きく，腎不全の影響も受ける．そのため，このことを考慮して検査を行う．

## 種々のビタミン

ビタミンは3大栄養素である糖質,脂質,タンパク質の働きをサポートする,生理機能維持に必要不可欠な有機物の総称.体内で合成できないため,不足すると欠乏症を起こす.

各種ビタミンの作用と基準値,欠乏症の主な症状は下記の通り.

| ビタミン | 作用 | 基準値 | 欠乏症による主な症状 |
| --- | --- | --- | --- |
| A | 抗酸化作用<br>網膜色素の成分<br>免疫機能の維持 | 30〜80μg/dL | 夜盲症,乾燥肌 |
| $B_1$ | 糖質代謝 | 20〜50ng/dL | 脚気,ウェルニッケ脳症,神経障害,乳酸アシドーシス |
| $B_2$ | 代謝促進<br>成長促進 | 66〜111 ng/dL | 口内炎,脂漏性皮膚炎,舌炎,眼症状 |
| $B_6$ | タンパク質・脂質の代謝<br>神経伝達物質の生成 | 4〜17 ng/dL | 貧血,脂漏性皮膚炎,多発性末梢神経炎 |
| $B_{12}$ | 造血作用<br>核酸の合成 | 260〜1,050pg/dL | 巨赤芽球性貧血,高ホモシステイン血症 |
| C | 抗酸化作用<br>コラーゲン生成に関与 | 0.70〜1.38mg/dL | 壊血症,副腎皮質機能障害,色素沈着 |
| D | カルシウム,リンの吸収促進 | ($D_3$)7〜41 ng/mL | 骨軟化症,骨粗鬆症 |

| | | | |
|---|---|---|---|
| E | 抗酸化作用<br>毛細血管の血行促進<br>性ホルモンの分泌促進 | 5～11μg/mL | 溶血性貧血, 家族性特発性ビタミンE欠乏症, 脂肪吸収障害 |
| K | 血液凝固因子の活性化<br>骨の石灰化 | 0.15～1.25ng/mL | 新生児メレナ, 特発性乳児ビタミンK欠乏症, 出血傾向, 骨粗鬆症 |
| 葉酸 | 赤血球の生成<br>タンパク質と核酸の合成 | 4.4～13.7ng/mL | 貧血, 口内炎, 巨赤芽球性貧血 |
| ビオチン | 糖質, 脂質, タンパク質の代謝促進 | 1.6～3.7ng/mL | 皮膚炎, 脱毛, ビオチニターゼ欠損症 |
| パントテン酸 | 糖質, 脂質, タンパク質の代謝<br>副腎皮質ホルモンの合成 | 200～1,800μg/L | 頭痛, 手足の知覚異常, 貧血, 疲労 |
| ナイアシン | 血行促進<br>コレステロール, 中性脂肪の分解 | 5～8μg/mL | 肌荒れ, 神経障害, 胃腸障害 |

2章 血液生化学検査
7 その他

# インドシアニングリーン試験，または色素排泄試験（ICG試験）
iIndocyanine green test

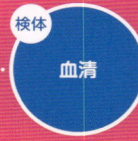

検体：血清

血清中のICG色素停滞率を測定することで，肝血流量や肝機能，肝予備能を推測する．また，慢性肝炎から肝硬変への進行が疑われた場合に行う．

**基準値**

## 10%以下（血中停滞率　15分値）

### 異常値を示す原因（疾患）

基準値より**高値**を示す場合

- 慢性肝炎
- 肝硬変
- 体質性ICG排泄異常症
- 体質性黄疸

など

## 検査で何がわかる?

- ICG（インドシアニングリーン）は，緑色の色素で，静注により血液に入ると肝臓に運ばれ，肝臓に予備能力が十分にある場合には，そのままの形ですみやかに胆汁中に排泄される．
- しかし，慢性肝炎や肝硬変などで肝血流量が低下したり，肝機能が低下していると，ICGを排泄するスピードが低下し，血中濃度が高くなる．
- このようなICGの特徴を利用し，ICGを0.5mg/kgを静注し，5分後，10分後，15分後に採血し，血液中の残留色素濃度を調べるのがICG試験である．
- 血液中に残っているICGの率を「停滞率」といい，15分停滞率が25％を超えると，肝硬変を疑う．
- 一方，肝機能は正常であるのに，ICG試験で異常値を示す場合は，体質性ICG排泄異常症や体質性黄疸を疑う．

## 観察・対応のポイント

- ICGはまれにショックを起こすことがある．そのため，検査終了後も患者の観察を続ける．また，ショックを起こした場合の対処も考え，検査を行う．
- ICGは造影剤などのヨードアレルギーの既往がある場合は，禁忌である．そのため，検査前にアレルギーの有無を確認する．

# 血液ガス分析 blood gas analysis
# 酸塩基平衡 acid-base balance

呼吸や代謝の問題が疑われた場合に，動脈血中の酸素分圧，二酸化炭素分圧，水素イオン濃度，酸素飽和度，重炭酸イオン濃度，塩基余剰などの状態を調べ，各疾患を予測するために行う．

検体：血液

## 基準値

| | |
|---|---|
| $PaO_2$（酸素分圧） 80〜100 Torr | $SaO_2$（酸素飽和度） 95%以上 |
| $PaCO_2$（二酸化炭素分圧） 36〜44 Torr | $HCO_3^-$（重炭酸イオン濃度） 22〜26 mEq/L |
| pH（水素イオン濃度） 7.36〜7.44 | BE（塩基余剰） -2.5〜+2.5 mEq/L |

## 異常値を示す原因（疾患）

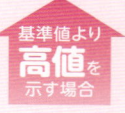

**基準値より高値を示す場合**

$PaO_2$
- 肺胞過剰換気
- 高濃度酸素吸入
など

$PaCO_2$
- 肺胞低換気
- 呼吸筋・神経障害
- 肺・胸膜疾患
など

**基準値より低値を示す場合**

$PaO_2$
- 呼吸不全
など

$PaCO_2$
- 代謝性アシドーシスの呼吸性代償
- 過換気症候群
- 妊娠
- 運動
- 発熱
など

## 検査で何がわかる?

- 血液ガス分析とは,動脈血中に含まれる酸素や二酸化炭素などの成分を分析し,呼吸の状態を判断すること.得られるデータには酸素分圧($PaO_2$),二酸化炭素分圧($PaCO_2$),水素イオン濃度(pH),酸素飽和度($SaO_2$),重炭酸イオン濃度($HCO_3^-$),塩基余剰(BE)がある.
- $PaO_2$と$PaCO_2$からは酸素化が,$PaCO_2$からは換気状態,$HCO_3^-$からは代謝状態,pHからは酸塩基平衡がわかる.
- 血液ガスは呼吸により,主に肺で交換されるために,呼吸困難を訴えるなどの呼吸機能に異常がある人には,必須の検査,また,pHの異常をきたすような,代謝性や呼吸性のアシドーシス,アルカローシスが想定される人にも必須の検査.
- pH,$HCO_3^-$,$PaCO_2$の異常値から疑われる疾患は下記.

| pH | $HCO_3^-$ | $PaCO_2$ | 疾患例 |
|---|---|---|---|
| ↓ | ↓ | — | 代謝性アシドーシス<br>(**腎不全,糖尿病,ショック　など**) |
| ↓ | — | ↑ | 呼吸性アシドーシス<br>(肺炎,喘息,肺梗塞　慢性閉塞性肺疾患　など) |
| ↑ | — | ↓ | 呼吸性アルカローシス<br>(過換気症候群　脳炎　脳血管障害　など) |
| ↑ | ↑ | ↑ | 代謝性アルカローシス<br>(激しい嘔吐や胃流喪失による$H^+$,$CL^-$の喪失) |

## 観察・対応のポイント

- 患者には,30分程度安静にしてもらってから,検査を行う.
- バイタルサインをチェックし,呼吸困難や頻呼吸,意識障害,ショックなどの呼吸不全の症状の有無を確認する.

# 3章 ホルモン検査

① 副腎皮質に関係するホルモン
② 甲状腺に関係するホルモン
③ ヒト絨毛性ゴナドトロピン
④ 成長ホルモン
⑤ 女性ホルモン検査
⑥ 性腺刺激ホルモン
⑦ C-ペプチド, インスリン
⑧ 心室

# 副腎皮質刺激ホルモン
ACTH ; adrenocorticotropic hormone

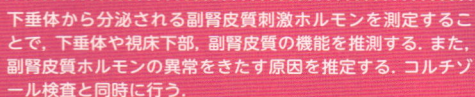

検体：血漿

下垂体から分泌される副腎皮質刺激ホルモンを測定することで、下垂体や視床下部、副腎皮質の機能を推測する。また、副腎皮質ホルモンの異常をきたす原因を推定する。コルチゾール検査と同時に行う。

## 基準値

**7～56 pg/mL**

### 異常値を示す原因（疾患）

**基準値より高値を示す場合**
- クッシング病
- 異所性ACTH産生腫瘍
- アジソン病
- 先天性副腎皮質過形成

など

**基準値より低値を示す場合**
- クッシング症候群
- 下垂体機能低下症

など

### 検査で何がわかる?

- 副腎皮質刺激ホルモン(ACTH)は下垂体前葉から分泌されるペプチドホルモン．副腎皮質に作用し，コルチゾールやアルドステロンの合成・分泌を促進する．
- ACTHは精神的，肉体的ストレスや日内変動により分泌を促進される．視床下部から分泌される副腎皮質刺激ホルモン放出ホルモン(CRH)は，下垂体に作用し，ACTHの分泌を促進する．
- 下垂体からのACTHの分泌は，視床下部からのCRHの分泌を抑制し，副腎皮質からのコルチゾール(132ページ参照)の分泌は，下垂体からのACTHの分泌を抑制する(ネガティブフィードバック)．
- 通常，ACTH検査はコルチゾール検査と同時に行い，両者の検査値を比較検討して，異常値をきたす原因を推測する．

### 観察・対応のポイント

- ACTHは，ストレスや日内変動により分泌されるCRHの作用を受けて分泌されるので，検査前には患者にストレスの自覚の有無について確認する．
- 検査そのものが精神的ストレスとなり，数値に反映されることがあるので，検査方法や病状について，十分に説明する．
- ACTHの検査は，早朝空腹時，30分以上の安静臥床のあとで行う．

# コルチゾール
cortisol

検体: 血漿

副腎皮質で産生される副腎皮質ホルモンのなかでも、主要なホルモンであるコルチゾールの血中濃度を測定することで、副腎の機能異常の原因を推定する。副腎皮質刺激ホルモン検査と同時に行う。

## 基準値

**4.0〜23.3μg/dL**

### ●●● 異常値を示す原因(疾患)

**基準値より高値を示す場合**
- クッシング病
- 異所性ACTH産生腫瘍
- クッシング症候群

など

**基準値より低値を示す場合**
- アジソン病
- 先天性副腎皮質過形成
- 下垂体機能低下症

など

### 🔴🟡🔵 検査で何がわかる？

- いくつか種類がある副腎皮質ホルモンのうち、コルチゾールは主要なホルモンの1つ．
- コルチゾールは糖質、脂質、タンパク質、電解質の代謝に関与し、血圧を調節し、抗炎症・免疫抑制などの作用を行う、生命維持に欠かせないホルモンである．
- コルチゾールは副腎皮質刺激ホルモン（ACTH, 130ページ参照）により産生、分泌を促進される．逆にACTHの分泌を抑制、さらに副腎皮質刺激ホルモン放出ホルモン（CRH）の分泌も抑制する（ネガティブフィードバック）．
- 通常はACTH検査と同時に行い、両者の数値を比較検討し、異常をきたす原因を推測する．
  コルチゾール↑でACTH↓：副腎原発のコルチゾールの増加（クッシング症候群）
  コルチゾール↑でACTH↑：下垂体よりACTH分泌過多によるコルチゾール増加（クッシング病）
  コルチゾール↓でACTH↑：副腎原発のコルチゾール減少（アジソン病）
  コルチゾール↓でACTH↓：下垂体よりACTH分泌低下によるコルチゾール減少（下垂体機能低下症）

### 🔴🟡🔵 観察・対応のポイント

- コルチゾールはストレスで数倍に上昇する．そのためストレスホルモンともよばれている．検査自体がストレスにならないように配慮する．
- クッシング症候群の患者は、筋力低下や体形の変化で転倒しやすいので、安全への配慮を行う．

# 血漿レニン活性（血漿レニン濃度） PRA；plasma renin activity
# アルドステロン aldosterone

血液量，電解質，血圧のバランスを保つうえで重要な働きをするレニンとアルドステロンの，血中濃度を測定することで，ナトリウムやカリウムの代謝異常，代謝性アシドーシス・アルカローシスの原因を推定する．また，高血圧病やクッシング症候群，アジソン病の指標とする．

**検体：血漿**

## 基準値

| | | |
|---|---|---|
| 血漿レニン活性 | 臥位0.2〜2.7 | 立位0.2〜3.9（ng/mL/時） |
| 血漿レニン濃度 | 臥位2.5〜21.4 | 立位3.5〜65.6（pg/mL） |
| アルドステロン | 臥位20〜130 | 立位30〜210（pg/mL） |

## 異常値を示す原因（疾患）

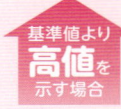

### 基準値より高値を示す場合

**レニン活性**
- 腎血管性高血圧，レニン産生腫瘍，悪性高血圧，心不全，肝硬変，バーター症候群，アジソン病 など

**アルドステロン**
- 腎血管性高血圧，レニン産生腫瘍，悪性高血圧，心不全，肝硬変，バーター症候群，原発性アルドステロン症，特発性アルドステロン症，糖質コルチコイド反応性，アルドステロン症，デオキシコルチコステロン産生腫瘍 など

### 基準値より低値を示す場合

**レニン活性**
- 原発性アルドステロン症，特発性アルドステロン症，糖質コルチコイド反応性，アルドステロン症，デオキシコルチコステロン産生腫瘍，リドル症候群 など

**アルドステロン**
- アジソン病，リドル症候群 など

## 検査で何がわかる？

- レニンは腎傍糸球体細胞で産生されるタンパク分解酵素．レニン基質であるアンジオテンシノーゲンに作用し，アンジオテンシンⅠを産生する．そのアンジオテンシンⅠにアンジオテンシンⅠ転換酵素（ACE）が作用して，昇圧作用やアルドステロンの分泌促進作用をもつアンジオテンシンⅡができる．
- アンジオテンシンⅡは，血圧を上昇させると同時に，副腎皮質にも作用し，アルドステロンの生成，分泌を促進させる．また，循環血漿量の増加や血圧上昇が起きると，レニンの分泌を抑制する（ネガティブフィードバック）．
- アルドステロンは，副腎皮質から分泌される電解質ホルモンである．主に腎臓の遠位尿細管に作用し，水とナトリウムの再吸収を促進し，カリウムを排出させるなど，電解質のバランスを維持している．これを「レニン-アンジオテンシン-アルドステロン系」とよぶ．
- アルドステロンは，下垂体から分泌される副腎皮質刺激ホルモン（ACTH，130ページ参照）によっても分泌を調節される．
- したがってレニン活性とアルドステロンは同時に測定し，両者の数値から，異常をきたす疾患や病態を推定する．

## 観察・対応のポイント

- レニンもアルドステロンも，早朝に高く，夕方に低いなどの日内変動がある．また，減塩食や妊娠で高値になることを知って検査する．
- 高血圧と低カリウム血症，筋力低下などの症状があれば，アルドステロン分泌の増加（アルドステロン症）を疑う．

3章 ホルモン検査
1 副腎皮質に関係するホルモン

# デヒドロエピアンドロステロン・サルフェート
**DHEA-S：dehydroepiandrosterone sulfate**

検体：**血清**

DHEA-Sの血液中の濃度を測定することで、副腎性アンドロゲン・男性ホルモンの分泌機能を調べる。また、間接的に副腎皮質刺激ホルモンの分泌機能を判定することができる。

### 基準値
| 年齢 | 値（μg/dL） | 年齢 | 値 |
|---|---|---|---|
| 16〜20 | 256±81 | 41〜50 | 153±50 |
| 21〜30 | 271±77 | 51〜60 | 111±42 |
| 31〜40 | 221±72 | 61〜70 | 43±20 |

## 異常値を示す原因（疾患）

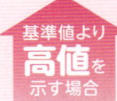

### 基準値より高値を示す場合

**DHEA-Sが高値でコルチゾールも高値**
- クッシング病
- 異所性ACTH症候群
- 副腎がん
など

**DHEA-S高値でコルチゾールが低値または基準値**
- 先天性副腎過形成
- 副腎腫瘍
など

### 基準値より低値を示す場合

**DHEA-Sが低値でコルチゾールも低値**
- 副腎機能低下症
- ステロイド治療
- 先天性副腎過形成
など

**DHEA-Sが低値でコルチゾールが高値**
- 副腎腺腫を原因とするクッシング症候群

## ●● 検査で何がわかる?

- 血液中のアンドロゲン・男性ホルモンには，主に副腎皮質から分泌される副腎性男性ホルモンと，精巣から分泌されるテストステロンが存在する．
- 副腎性アンドロゲン・男性ホルモンには，デヒドロエピアンドロステロン・サルフェート（DHEA-S）と，デヒドロエスピアンドロステロン（DHTA）と，アンドロステジオンなどがある．
- DHEA-Sは，副腎で合成されたDHEAが変換されたもの．変換後，血液中に放出される．
- 副腎性男性ホルモンのうち，DHEA-Sはもっとも分泌量が多いため，スクリーニング検査として利用されている．
- しかしDHEA-Sは，テストステロンの5％程度と，男性ホルモンとしての生理活性は弱い．
- DHEA-Sは，主に副腎皮質刺激ホルモン（ACTH）により合成・分泌が促進されるため，DHEA-Sの血中濃度を測定することで，間接的にACTHの分泌機能を評価することができる．

## ●● 観察・対応のポイント

- DHEA-Sの血中濃度は，年齢によって違う．20歳以降，加齢とともに徐々に低下する．そのため，各年齢の基準値を知って評価する必要がある．

# 甲状腺刺激ホルモン
TSH：thyroid stimulating hormone

検体：血清

甲状腺や下垂体の機能低下が疑われる場合に，原因となる疾患について調べるために実施する．

**基準値**

## 0.436～3.78μIU/mL

### 異常値を示す原因（疾患）

**基準値より高値を示す場合**
- クレチン症（先天性）
- 慢性甲状腺炎（後天性）
- 下垂体機能亢進症

など

**基準値より低値を示す場合**
- バセドウ病
- プランマー病
- 亜急性甲状腺炎，無痛性甲状腺炎，下垂体炎，シーハン症候群
- 甲状腺機能低下症

など

### 🔴🔴 検査で何がわかる?

- 甲状腺刺激ホルモン (TSH) は,下垂体前葉から分泌され甲状腺に働きかけて甲状腺ホルモンの分泌を促進する.
- TSHの分泌は,視床下部ホルモンの甲状腺刺激ホルモン放出ホルモン (TRH) により促進されるが,その分泌量は甲状腺ホルモンによって調節される.
- 血液中の甲状腺ホルモンが分泌過剰の状態になると,TSHとTRHの分泌は抑制されるが,甲状腺ホルモンの分泌が不足すると,甲状腺ホルモンの分泌を促すために,TSHとTRHの分泌が促進される.つまり,TSHの上昇は,甲状腺ホルモンの分泌が不足していることを示し,低下は甲状腺ホルモンの分泌が過剰の状態にあることを示す.
- TSHに異常が生じる原因には,視床下部や下垂体前葉の障害により,産生と分泌が障害される場合と,甲状腺機能が亢進または低下する場合がある.
- したがって,TSHが高値の場合には,慢性甲状腺炎などにより甲状腺機能が低下,甲状腺ホルモンの分泌の低下が考えられる.逆に低値の場合には,下垂体不全などによる産生・分泌の低下や,バセドウ病などによる甲状腺ホルモンの分泌過剰により,TSHとTRHの分泌抑制が考えられる.

### 🔴🔴 観察・対応のポイント

- TSHが高値の場合は,微熱や頻脈,発汗,息切れ,手指振戦,下痢,体重減少,眼球突出,頸部腫脹などの甲状腺亢進症状を観察する.
- TSHが低値の場合は,低体温,徐脈,浮腫,体重増加,便秘,皮膚乾燥,筋力低下などの甲状腺機能低下症状を観察する.

# 遊離トリヨードサイロニン
FT₃；free triiodothyronine

# 遊離サイロキシン
FT₄；free thyroxine

検体：血清

甲状腺機能の低下や異常が疑われる場合に，その原因となる疾患などを調べるために実施する．

## 基準値

**FT₃　2.1〜4.1 pg/mL**
**FT₄　1.0〜1.7 ng/dL**

### 異常値を示す原因（疾患）

**基準値より高値を示す場合**
- 甲状腺機能亢進症（バセドウ病，プランマー病），下垂体TSH産生腫瘍，亜急性甲状腺炎（初期）
- 無痛性甲状腺炎

など

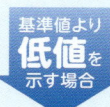

**基準値より低値を示す場合**
- クレチン症
- 甲状腺機能低下症（下垂体性，視床下部性）
- 慢性甲状腺炎

など

## 検査で何がわかる?

- 遊離トリヨードサイロニン(FT$_3$)と遊離サイロキシン(FT$_4$)は，甲状腺から産生・分泌される．FT$_3$とFT$_4$はトリヨードサイロニン(T$_3$)とサイロキシン(T$_4$)からサイロキシン結合タンパクやアルブミンがはずれ遊離したもの．FT$_3$，FT$_4$は各組織でのタンパク質合成や，新陳代謝の維持・促進を行う．
- 分泌は甲状腺刺激ホルモン(TSH，138ページ参照)により調節され，FT$_3$，FT$_4$はともに甲状腺機能を反映する．
- FT$_3$，FT$_4$が高値の場合は，甲状腺ホルモンの分泌が過剰であり，細胞の新陳代謝が亢進，活動が増強している状態にある．逆に，低値の場合は，細胞の新陳代謝が低下，活動が停滞している状態にある．
- したがって，FT$_3$，FT$_4$が異常値を示す場合は，甲状腺ホルモンの分泌を調節するTSHに原因があるか，産生・分泌をする甲状腺に原因があると考えられる．

## 観察・対応のポイント

- FT$_3$，FT$_4$が高値の場合は，微熱や頻脈，発汗，息切れ，手指振戦，下痢，体重減少，眼球突出，頸部腫脹などの甲状腺亢進症状を観察する．脱水症状や意識障害などが見られたら，甲状腺クリーゼを疑う．また，皮膚の保清，水分補給，高栄養食，服薬指導などの支援を行う．
- FT$_3$，FT$_4$が低値の場合は，低体温，徐脈，浮腫，体重増加，便秘，皮膚乾燥，筋力低下などの甲状腺機能低下症状を観察する．低体温や徐脈を放置すると，粘液水腫性昏睡を起こすこともあり，早急の対応が必要．

# 副甲状腺ホルモン-インタクト（i-PTH）
i-PTH：intact-parthyroid hormone

検体：血漿

高カルシウム血症，低カルシウム血症などの症状がみられたとき，カルシウムやリン酸の代謝異常の原因を調べるために実施する．

### 基準値
**10～65pg/mL**

### ●● 異常値を示す原因（疾患）

**基準値より高値を示す場合**
- 原発性副甲状腺機能亢進症
- 慢性腎不全
- 尿路結石
- 異所性PTH産生腫瘍

など

**基準値より低値を示す場合**
- 特発性副甲状腺機能低下症
- 悪性腫瘍の骨転移
- 高カルシウム血症

など

［PとCaの関係］

P↑ → Ca↓ → PTH↑ → Ca↑

### 検査で何がわかる？

- 副甲状腺ホルモン-インタクト（i-PTH）は，甲状腺の背面にある上皮小体から分泌されるペプチドホルモンで，甲状腺から分泌されるカルシウム（Ca）調節ホルモンのカルシトニン，ビタミンDとともに，骨や腎臓に作用して血液中のCa濃度を一定に保つ．
- i-PTHはCaが不足すると分泌が亢進され，骨からの吸収を促進させたり，腎臓に作用してCaの再吸収を促進，リンの再吸収を抑制したりし，Caを上昇させる．また，Caが過剰の場合には，i-PTHの拮抗ホルモンであるカルシトニンにより分泌が抑制される．
- したがって，i-PTHが高値の場合は，低Ca血症の状態であるか，作用する臓器の機能が障害されているか，PTHの過剰産生・分泌などが考えられる．逆に，低値の場合は，高Ca血症の状態であるか，もしくは副甲状腺の機能低下などが考えられる．

### 観察・対応のポイント

- 筋肉痛，指のしびれやこわばり感，口周辺のしびれ，全身痙攣などの低Ca血症の症状について観察する．呼吸筋の痙攣や，意識障害が出現した場合には，緊急の対応が必要となる．
- 倦怠感や疲労感，関節痛，腰背部痛，血尿・多尿，口渇・多飲などの高Ca血症の症状について観察する．進行した高Ca血症では，意識障害や急性腎不全を起こすことがあるので，継続的なモニタリングを行う．
- なお，Ca摂取によって値に影響が出るので，採血は空腹時に行う．

# ヒト絨毛性ゴナドトロピン
hCG：human chorionic gonadotropin

**検体：血清, 尿**

妊娠が疑われるとき, 診断や経過観察, 異常妊娠の診断を目的に行う. また, 精巣腫瘍や絨毛腫瘍, 性腺外胚細胞腫の腫瘍マーカーとして用いる.

## 基準値

| | 血清hCG | 尿 |
|---|---|---|
| 男性 | 1.0mIU/mL以下 | 1.0mIU/mL以下 |
| 女性 | 非妊婦 1.0mIU/mL以下 | 1.0mIU/mL以下 |
| | 妊娠6週 4,700〜87,200 | 1,100〜2,700 |
| | 妊娠10週 6,700〜203,400 | 5,700〜190,000 |
| | 妊娠20周 8,700〜72,200 | 4,000〜81,000 |
| | 妊娠40周 4,000〜79,000 | 1,400〜44,500 |

## 異常値を示す原因（疾患）

**基準値より高値を示す場合**

妊娠以外で高値となる場合
- 胞状奇胎などの絨毛性疾患
- 異所性hCG産生腫瘍

など

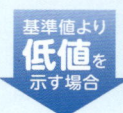

**基準値より低値を示す場合**

- 切迫流産の予後不良時
- 子宮外妊娠
- 胎児死亡

など

## 検査で何がわかる?

- ヒト絨毛性ゴナドトロピン(hCG)は，妊娠初期に胎盤の絨毛組織で産生・分泌される性腺刺激ホルモンで，卵巣黄体を刺激，エストロゲンの産生を亢進させ，妊娠維持に関与する．
- hCGは，受胎直後から絨毛で産生されるため，健康であれば，男性や妊娠していない女性では上昇しない．
- 妊娠におけるhCGの値は，妊娠8～10週頃にピークとなり，その後はやや低下した状態で出産まで維持される．しかし，子宮内で胎児が死亡すると，正常妊娠時よりも低値となり，胞状奇胎では正常妊娠よりも高値を示す．しがって，hCGを観察することで妊娠の有無，妊娠の経過がわかる．
- また，妊娠時以外でhCGの値が上昇する原因には，腫瘍によるホルモンの産生過剰がある．そのため，腫瘍マーカーとして用いることがある．
- hCGが高値の場合は，妊娠をしている，もしくは卵黄嚢腫瘍，子宮内膜がんなどの婦人科系腫瘍や，尿路系腫瘍といった異所性hCG産生腫瘍などを疑う．逆に，低値の場合は，流産や子宮外妊娠，胎児死亡などを疑う．

## 観察・対応のポイント

- hCGが高い場合には，まず妊娠の有無を確認する．妊娠している場合には，妊娠悪阻の有無を観察し，症状に応じたケアを行う．
- hCGが低い場合には，子宮外妊娠や胎児死亡が考えられる．不正性器出血や腰痛の有無などを確認する．

## 成長ホルモン
**GH:growth hormone**

検体: 血清

成長異常が疑われるとき,その診断の指標の一つとして実施する.また,視床下部や下垂体疾患において,機能評価の指標として用いる.

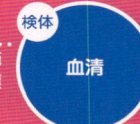

### 基準値

| 年齢 | 男性 (ng/mL) | 女性 (ng/mL) | 年齢 | 男性 | 女性 |
|---|---|---|---|---|---|
| 0~1 | 0.62~4.22 | 0.97~5.01 | 14~15 | 0.08~2.25 | 0.06~1.43 |
| 2~3 | 0.83~2.96 | 0.52~3.53 | 16~17 | 0.03~0.61 | 0.02~1.54 |
| 4~5 | 0.34~3.40 | 0.52~3.75 | 18~19 | 0.03~0.95 | 0.08~3.07 |
| 6~7 | 0.13~2.23 | 0.33~3.18 | 20~29 | 0.13以下 | 0.24~1.72 |
| 8~9 | 0.20~2.24 | 0.18~2.28 | 30~39 | 0.24以下 | 0.51~1.85 |
| 10~11 | 0.07~1.39 | 0.07~1.66 | 40~49 | 0.13以下 | 0.23~1.43 |
| 12~13 | 0.14~2.16 | 0.17~1.89 | | | |

### 異常値を示す原因(疾患)

**基準値より高値を示す場合**
- 先端肥大症
- 下垂体性巨人症
- 腎不全
- 肝硬変
- 低栄養

など

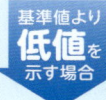

**基準値より低値を示す場合**
- 下垂体機能低下症
- 下垂体性低身長
- 甲状腺機能低下症

など

## 検査で何がわかる？

- 成長ホルモン（GH）は，下垂体前葉から分泌されるペプチドホルモンで，標的組織の成長促進やタンパク質，糖，脂肪，電解質などの代謝の調節に関与している．GHの分泌異常は成長に影響を与え，過剰な成長や成長不良につながる．
- GHの分泌は，視床下部から分泌される成長ホルモン分泌促進因子（GRF）と，成長ホルモン分泌抑制因子（GIF）により調節される．
- GHの値が異常を示す原因としては，調節因子のGRFとGIFが分泌される視床下部の機能障害，GHが産生・分泌される下垂体の機能障害などが考えられる．
- GHは睡眠，運動，ストレス，低栄養では分泌が促進され，肥満では分泌は抑制される．したがって，GHの値が上昇している場合は，腫瘍などによるホルモン産生過剰，低栄養などの状態あると考えられる．低下している場合は，下垂体機能が低下，肥満や代謝異常の状態にあると考えられる．

## 観察・対応のポイント

- 身長，体重，体型など，成長異常にみられる特徴に関して観察する．高身長，鼻・口唇・舌や手足の肥大，視力障害などがあれば，GHが過剰な状態と判断できる．逆に，低身長や永久歯萌出遅延，体脂肪増加などが認められれば，GH不足と考えられる．また，成育歴や家族歴，既往歴も聴取する．
- 巨人症や末端肥大症では，視野欠損や高血圧，糖尿病，虚血性心疾患などが，下垂体性低身長では低血糖発作や頭蓋咽頭腫などの合併症のリスクがある．そのため，バイタルサインや全身状態を観察する．

## エストロゲン　ES：estrogen
（エストラジオール　E₂：estradiol、エストリオール　E₃：estriol）
## プロゲステロン　PS：progesterone

検体：血清

不妊治療における卵巣機能評価や，妊娠期間中の胎児・胎盤の機能評価，経過観察に用いる．また，女性更年期障害を疑う場合に測定する．

### 基準値

| | エストラジオール（E₂） | エストリオール（E₃） | プロゲステロン（PS） |
|---|---|---|---|
| 卵胞期 | 10〜150pg/mL | 0〜20pg/mL | 0.5〜1.5ng/mL |
| 排卵期 | 50〜380 | 5〜40 | 1.5〜6.8 |
| 黄体期 | 30〜300 | 5〜40 | 5.0〜28.0 |
| 更年期 | 10〜50 | 0〜20 | 0.3〜0.4 |

妊婦（週数）
　〜20　　1.38〜51.1
　21〜30　42.2〜128
　31〜　　65.2〜221

### 異常値を示す原因（疾患）

**基準値より高値を示す場合**

エストラジオール（E₂）
- 多胎妊娠，エストロゲン産生腫瘍，卵巣過剰刺激症候群，先天性副腎皮質過形成，肝疾患（男性）　など

エストリオール（E₃）
- 多胎妊娠，肝疾患（男性）など

プロゲステロン（PS）
- 先天性副腎皮質過形成，クッシング症候群，副腎がん，精巣間質細胞腫，妊娠，多嚢胞性卵巣症候群，本態性高血圧　など

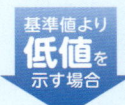

**基準値より低値を示す場合**

エストラジオール（E₂）
- 卵巣機能低下症，閉経，低ゴナドトロピン症，ターナー症候群，神経性食欲不振症　など

エストリオール（E₃）
- 胞状奇胎，無脳児妊娠，子宮内胎児死亡，胎児赤芽球症，子宮内胎児発育遅延，胎児胎盤機能不全　など

プロゲステロン（PS）
- 卵巣機能低下症，黄体機能不全，無月経，排卵異常，流産，胎盤機能不全　など

## 検査で何がわかる?

- エストロゲン (ES) とプロゲステロン (PS) は,卵巣や胎盤で産生される女性ホルモンである.
- 卵胞ホルモン作用を持つESは,主としてエストロン ($E_1$),エストラジオール ($E_2$),エストリオール ($E_3$) の3つがある.$E_1$,$E_2$ は卵巣で合成・分泌され,生理活性が最も大きい $E_2$ は,卵巣機能や卵胞の発育に関与する.妊娠での顕著な増加を除き,卵巣の成熟・加齢に伴い増加し,更年期を迎えると減少する.そのため,卵巣の評価指標となる.
- $E_3$ は $E_1$,$E_2$ の肝臓での代謝により合成・分泌され,肝機能の低下により異常値を示すことがある.ただし,$E_3$ は妊娠時には,その前物質が胎児の副腎で産生,胎盤で合成されるため,胎児・胎盤の機能の指標ともなる.
- PSは,黄体ホルモン作用を持ち,子宮内膜の発達や子宮の収縮,妊娠中の排卵抑制など,黄体機能や胎盤機能に関与する.したがって,PSが異常値を示している場合は,卵巣・胎盤の疾患が原因と考えられる.また,閉経後の女性や男性の場合には,副腎皮質での障害が原因となる.

## 観察・対応のポイント

- $E_2$ およびPS値は性周期や妊娠週数による変動が大きいので,妊娠の有無や性周期を確認する.
- $E_2$ は,栄養状態の悪化や副腎,肝機能の低下によっても値が下降する.全身の観察や関連する検査項目と合わせて判断する.

# 黄体形成ホルモン / 卵胞刺激ホルモン / プロラクチン

LH：luteinizing hormone
FSH：follicle stimulating hormone
PRL：prolactin

**検体**：血清

不妊症や無月経，思春期発達遅滞など性腺機能不全が疑われる場合に実施する．また，性腺機能不全の原因部位を推定するために行う．不妊検査の一つ．

## 基準値

- **黄体形成ホルモン**
  - 女性
    - 卵胞期　1.76～10.24mIU/mL
    - 排卵期　2.19～88.33mIU/mL
    - 黄体期　1.13～14.22mIU/mL
    - 閉経期　5.72～64.31mIU/mL
  - 男性　0.79～5.72mIU/mL
- **卵胞刺激ホルモン**
  - 女性
    - 卵胞期　3.01～14.72mIU/mL
    - 排卵期　3.21～16.60mIU/mL
    - 黄体期　1.47～8.49mIU/mL
    - 閉経期　157.79mIU/mL以下
  - 男性　2.00～8.30mIU/mL
- **プロラクチン**
  - 女性　6.12～30.54ng/mL
  - 男性　3.85～12.78ng/mL

## 異常値を示す原因（疾患）

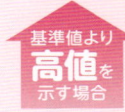

### 基準値より高値を示す場合

**黄体形成ホルモンと卵胞刺激ホルモン**
- 性腺未分化，卵巣性無月経，ターナー症候群，ライディッヒ細胞低形成，ゴナドトロピン産生下垂体腫瘍

**プロラクチン**
- プロラクチノーマ，先端巨大症，クッシング症，原発性甲状腺機能低下症，腎不全，視床下部腫瘍など

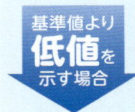

### 基準値より低値を示す場合

**黄体形成ホルモンと卵胞刺激ホルモン**
- 視床下部性無月経，下垂体性性腺機能不全，ライディッヒ細胞腫瘍，黄体機能不全，無排卵周期症，下垂体前葉機能低下症，下垂体腫瘍，シーハン症候群，カールマン症候群　など

### ●●● 検査で何がわかる？

- 黄体形成ホルモン（LH）と，卵胞刺激ホルモン（FSH）は，下垂体前葉から分泌される性腺刺激ホルモン．視床下部から放出されるホルモンの刺激で，分泌が促進される．視床下部や下垂体に何らかの機能障害があると減少する．
- LHやFSHが産生を促進するプロゲステロン，エストロゲン，テストステロンなどの性ホルモンは，視床下部に対してLH，FSHの分泌抑制を働きかける．そのため，性腺の機能低下により分泌抑制が阻害されると，過剰に産生される．
- プロラクチン（PRL）は，下垂体前葉から分泌されるペプチドホルモンの一つ．妊娠中は乳腺の発達に，産褥期は乳汁の分泌を促進する．男性は精嚢腺の発育に関与する．
- PRLは視床下部から分泌される促進因子と，ドパミン主体の抑制因子によりコントロールされ，下垂体腫瘍などで過剰分泌となり高値を示す．視床下部の機能低下により抑制因子の分泌が減少すると，過剰に産生され高値となることもある．
- 過剰産生は授乳中と同様の状態であり，性腺機能は低下する．したがって，女性であれば無排卵や無月経など不妊症に，男性はインポテンツが推定できる．

### ●●● 観察・対応のポイント

- 頭痛や視力障害を伴う高値は下垂体腺腫が，低血糖や意識障害を伴う低値では汎下垂体機能低下症の可能性があるので，症状の有無を確認する．
- PRL値が高値のとき，女性では妊娠や授乳の有無などを確認し，月経異常についても確認する．男性では，性欲の低下や勃起不全（ED）の有無について聴取する．

# C-ペプチド
## CPR：C-peptide immunoreacivity

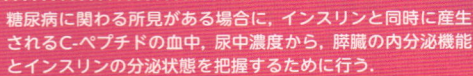

検体：血清, 尿

糖尿病に関わる所見がある場合に，インスリンと同時に産生されるC-ペプチドの血中，尿中濃度から，膵臓の内分泌機能とインスリンの分泌状態を把握するために行う．

**基準値**
- （血清）　0.7〜2.2 ng/mL
- （蓄尿）　24〜118 μg/日

### 異常値を示す原因（疾患）

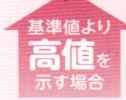

**基準値より高値を示す場合**

インスリンが高値
- インスリノーマ
- インスリン自己免疫症候群

など

インスリンが正常
- インスリノーマ
- 腎不全

など

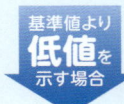

**基準値より低値を示す場合**
- I型糖尿病
- 膵疾患による糖尿病
- 褐色細胞腫
- 副腎不全
- 下垂体機能低下症

など

### 検査で何がわかる？

- C-ペプチド（CPR）は，膵臓でインスリンがプロインスリンより切り離されて生合成されるときに生じる副産物であり，インスリンと等モル量が生成され，血液中へと放出される．CPRは肝臓ではほとんど代謝されず，腎臓で代謝・排泄される．したがって，CPRを測定することによって，内因性のインスリン分泌量を推定できる．CPR値はインスリンと同様に変動する．インスリンの分泌が少なければCPRの値も減少し，分泌量が増加していればCPR値も増加する．
- ただし，インスリン注射など，外因性のインスリンによりインスリン値が上昇していても，外因性のインスリンからは，副産物であるCPRは生成されないので変動はしない．
- CPR値が基準値であれば，インスリンの分泌状態は良好．高値の場合は腫瘍などによりインスリンが過剰に分泌されると考えられる．逆に，低値の場合にはⅠ型糖尿病のように，インスリンの産生が阻害されている場合と，Ⅱ型糖尿病のように分泌の過程に障害があることが考えられる．

### 観察・対応のポイント

- 糖尿病治療の食事・運動・薬物療法は，患者の生活習慣に大きな影響をもたらす．十分な説明と適切な指導を行う．
- CPRは，食事やストレスなどの生活習慣・環境の影響を受けやすい．そのため採血は，食事時間を考慮して行う．

# インスリン
IRI;immunoreactive insulin

**検体：血清**

糖代謝異常が疑われた場合，原因疾患を調べるために行う．また，糖尿病においては診断，治療薬の選択，経過観察などのために用いる．

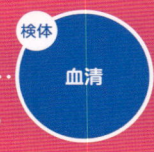

## 基準値

**1.7～10.4μU/mL**

## 異常値を示す原因（疾患）

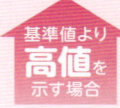

**基準値より高値を示す場合**
- インスリノーマ
- インスリン自己免疫症候群

**軽度上昇か正常**
- 糖尿病の一部
- 妊娠の一部
- 感染症
- クッシング症

**基準値より低値を示す場合**
- I型糖尿病
- 膵疾患による糖尿病
- 褐色細胞腫
- 長期の飢餓

など

## 検査で何がわかる?

- インスリン (IRI) は，膵β細胞で生合成・分泌されるポリペプチドホルモンの一つ．IRIはブドウ糖を細胞内に取り込ませる．IRIは血液中の血糖値を一定に保つ血糖降下作用を持ち，血糖値に連動して分泌される．
- 血糖値が高くなれば，それを下げるためにIRIの分泌量は増え，逆に血糖値が低下していれば分泌は抑制される．したがって，異常値を示す場合は，IRIの血糖降下作用が機能していないことを示す．
- IRIの高値は，膵β細胞からの生合成・分泌が過剰である可能性を示す．著増はインスリノーマなどで，軽度上昇はⅡ型糖尿病や肥満などが考えられる．逆に，低値は膵臓からの分泌低下の可能性を示し，Ⅰ型糖尿病などが考えられる．
- インスリン抵抗性の指標として「HOMA-IR (homeostasis model assessment-insulin resistance)」がある．下記の計算式で求め，正常値は1.6未満で，2.5以上はインスリン抵抗性があると推察される．

　　「HOMA-IR＝空腹時インスリン値×空腹時血糖値／405」

## 観察・対応のポイント

- 喉の渇き，手足のしびれ，冷汗，黄疸などの症状の有無を確認する．
- ステロイド性糖尿病の可能性を念頭におき，ステロイド剤や経口避妊薬などの服用を確認する．
- 血糖値が300mg/dL以上の高血糖，50mg/dL以下の低血糖の場合は，糖尿病性昏睡や低血糖の危険性がある．低血糖の発作時の対応を念頭に置き，十分に観察する．

3章 ホルモン検査
8 心室

# 脳性ナトリウム利尿ペプチド
## BNP：brain natriuretic peptide

検体：血漿

心不全が疑われる場合，診断や重症度などを知る指標とする．また，治療効果の評価や予後予測のために行う．心機能を反映する．

**基準値**

## 18.4pg/mL以下

### 異常値を示す原因（疾患）

**基準値より高値を示す場合**
- 急性心筋梗塞
- 急性心不全
- 狭心症
- 高血圧症
- 腎不全
- 弁膜症
- 慢性心不全
- など

### ●●● 検査で何がわかる？

- 脳性ナトリウム利尿ペプチド（BNP）は，主に心室の心筋から分泌される心臓ホルモンで，血管拡張作用，利尿作用をもち，体液量や血圧の調整に関与する．
- BNPの分泌は，心室内の容量増加と心室筋の伸展により刺激される．循環血液量の増大により，BNPの分泌は増加する．
- BNP値の増加は，心機能が低下している状態，心不全の状態を意味する．
- とくに，BNPのほとんどが心室からの分泌であるため，心不全のなかでも，心室性の心疾患に対し特異性が高い．
- BNP値は，重症度に応じて値が上昇する．そのため，心不全の重症度を判定できる．同時に，BNP値を経時的に観察し，治療効果を評価する．

### ●●● 観察・対応のポイント

- バイタルサインのほか胸痛，不整脈，動悸，頻脈など，心機能低下で出現する症状の有無を観察する．
- 腎機能低下により，BNPの代謝が遅れることでも高値を示す．電解質や乏尿期・利尿期の水分バランス，尿量などを観察する．
- 急性心筋梗塞では発症後24時間以内に高値となる．上昇がみられたら心筋梗塞の兆候の有無を確認する．
- BNP値は姿勢や食事，服用薬剤などの影響を受けやすい．そのため，患者には30分ほど安静にしてもらい，その後に採血する．

# 4章

# 輸血・免疫に関する検査

① 輸血検査
② 免疫血清検査
③ 感染症
④ 腫瘍マーカー

# 血液型検査

ABO式　ABO blood group
Rh式　　Rh blood group

検体：血液

輸血を行うときに，供血者と受血者の適合性を確認することで，輸血による事故の防止を目的として行う．また，妊婦に対して，血液型不適合妊娠かどうかを判定するために行う．基本的にABO式とRh式をセットで検査する．

### 基準値

**ABO式⇒A型，B型，O型，AB型**
**Rh式⇒Rh+（Rh陽性），Rh−（Rh陰性）**

## ●●● 血液型検査における注意点

新生児や免疫不全症，免疫不全状態にある場合や，血球上にA抗原やB抗原の発現量が少ない亜流型では，抗A，抗B抗体が検出されない．そのため，赤血球上でのA抗原，B抗原を検出する「オモテ検査」と，血清中に抗A抗体，抗B抗体を検出する「ウラ検査」が一致しないことがある．

### ●●● 検査で何がわかる？

- 赤血球膜上にある抗原のうち，もっとも抗原数が多いのがA抗原，B抗原．これら抗原は，補体と結合して血管内溶血を起こす可能性がある．そのため輸血検査において，ABO式血液型がもっとも重要と考えられている．
- A抗原，B抗原の有無によりA型（A抗原），B型（B抗原），O型（どちらも検出されず），AB型（A，Bの両方が検出）に分類される．これを「オモテ検査」という．
- ABO式血液型では，検出されない抗原に対する抗体を血清中に持っているので，A型では抗B抗体が，B型では抗A抗体が，AB型ではいずれも検出されない．O型は抗A，抗B抗体が検出される．これが「ウラ検査」．必ず両方の検査結果を照合し，結果が一致した場合に血液型が判定される．
- もっとも抗原性が強いのが，Rh式血液型のD抗原．D抗原陰性の人の場合，D抗原が体内に入ると抗D抗体が産生される．そのため，輸血検査ではABO式のほかに，Rh式の判定も実施される．

### ●●● 観察・対応のポイント

- 検体の取り違えは，患者の生命の危機にかかわる事故につながる．そのため，採血時の検体の取り扱いには厳重に注意する．取り違え防止のために，検体ラベル，患者氏名などを十分に確認してから採血する．また，血液型誤判定を防ぐためにも，患者からの申告だけでは判断しない．
- 輸血では，アナフィラキシーショックといった致死的な副反応が起こることがある．輸血開始後から15分間はバイタルサインや呼吸状態，意識など，全身状態を観察する．

# 交差適合試験
## cross matching test

検体: 血液

輸血する際に，安全性の再確認のために，受血者と供血者の血液の適合性を確認する最後の検査．輸血過誤の防止を目的に赤血球製剤の輸血，同種骨髄移植時などに行う．ただし，新鮮凍結血漿や濃厚血小板の輸血時では行わない．

### 基準値
**交差適合試験（主試験 陰性，副試験 陰性）**
**不規則抗体陰性**

#### ●● 異常値を示す原因

陽性⇒ABO式血液型の不一致，不規則抗体が存在，寒冷凝集素が存在，直接クームス陽性血球が存在，検体の取り違え

### ●●● 検査で何がわかる?

- 患者の血液と輸血する血液とを混合させ,赤血球上の抗体と血清中の抗原との反応性(凝集あるいは溶血)から,ABO式血液型の適性と不規則抗体の有無が確認できる.
- 患者の血清と輸血する赤血球を混合させる主試験と,患者の赤血球と輸血する血清とを混合させる副試験がある.どちらの検査でも反応性が確認されなければ,ABO式血液型は一致,同時に不規則抗体は存在しないと判断される.
- いわば試験管内で行う輸血のシミュレーションである.
- 不規則抗体とは,抗A抗体,抗B抗体以外の抗体のことである.
- 妊娠歴のある女性,輸血歴のある患者への輸血を行う場合,目的は患者血清中に不規則抗体の有無を調べることである.

### ●●● 観察・対応のポイント

- 輸血歴や妊娠歴のある患者については,不規則抗体を持っている可能性があるので,輸血実施予定日より72時間以内に採血した検体を使用する.
- 手術や処置のために,あらかじめ輸血が行われることがわかっている場合,実施予定日より72時間以内に検査を行う.
- 不規則抗体が認められた場合には,その抗体の対応抗原陰性血を使用することになる.血液製剤の確保と供給には時間がかかることを念頭におき,輸血の準備をする.
- 出血性ショックなど緊急性の高いケースでは,主試験だけでABO式血液型の適合を判定することもある.輸血をしている間は,呼吸状態やバイタルサイン,血管痛,発赤の有無などから,副反応の徴候の有無を観察する.

# リウマトイド因子
## RF:rheumatoid factor

検体：血清

関節炎など，関節リウマチの症状が疑われるときの，スクリーニングテストの1つ．確定診断はCRP，赤沈，補体などの検査と合わせて行う．

### 基準値

**リウマチ因子（RAテスト）　陰性**
**リウマチ因子定量　20IU/mL以下**
**リウマチ因子（RAPA）40倍未満**

### ●●● 異常値を示す原因（疾患）

**基準値より高値を示す場合**

強陽性⇒
- 関節リウマチ（RA）
- 悪性関節リウマチ（MRA）

陽性⇒
- RA
- MRA
- シェーグレン症候群
- 全身性エリテマトーデス（SLE）
- 全身性強皮症
- 混合性結合組織病（MCTD）
- 慢性肝炎
- 肝硬変

など

＊シェーグレン症候群や全身性強皮症は関節リウマチ疾患の類縁疾患である．

## 検査で何がわかる?

- リウマトイド因子(RF)は,免疫グロブリンG(IgG)のFc部分を認識する自己抗体で,生体の免疫システムになんらかの異常が生じると,産生されると考えられている.
- RFを証明する検査法にRAテストとRAHAテストがある.
- RFの産生には遺伝的因子,環境因子が関連しているといわれる.関節局所でも産生され,炎症の蔓延化の要因ともなる.
- RF陽性となった場合,なんらかの自己免疫疾患であることが推定される.その代表的な疾患は膠原病.なかでも関節リウマチでは,80%ほどが陽性である.
- ただし,発症初期ではおよそ50%しか陽性にならず,検査結果が陰性であることが関節リウマチを否定することにはならない.
- 健常者の5%程度もRF陽性となり,加齢とともに値は増加する.そのため,検査結果が陽性であることが,関節リウマチであるとはいえない.
- 500IU/mL以上の異常な高値を示す場合は,全身の血管で炎症が起きていると考えられ,全身性血管炎を伴う悪性関節リウマチを疑う.

## 観察・対応のポイント

- 関節リウマチでは関節の変形,疼痛,腫脹,圧痛といった関節症状のほか,発熱,貧血,全身倦怠感,食欲不振,体重減少といった全身症状を観察する.
- 関節リウマチは痛みが強いので,鎮痛薬での疼痛コントロールを図る.また,患者の状態に応じた日常生活動作のほか,運動をする,十分な栄養摂取など,日常生活の指導を行う.

# 抗CCP抗体
anti-cyclic citrullinated peptide antibody

検体：血清

関節痛などの症状があり，関節リウマチが疑われたときに行う．関節リウマチの早期確定診断の指標の1つ．リウマトイド因子（RF）より感度と特異性に優れているとされる．

## 基準値

### 4.5U/mL未満

### ●●● 異常値を示す原因（疾患）

**基準値より高値を示す場合**

強陽性⇒
- 間質性肺炎の併発

陽性⇒
- 関節リウマチ
- 膠原病
- 変形性感染症
- 血清反応陰性脊椎関節症

など

### 検査で何がわかる？

- 抗CCP抗体（抗シトルリン化ペプチド抗体）は，関節リウマチの血中マーカー．関節リウマチは，なんらかの自己免疫異常により関節の滑膜が増殖，骨軟骨が破壊されることで滑膜に炎症が起こる．滑膜中にはCCP（シトルリン化ペプチド）が抗原として存在している．抗CCP抗体が出現する．
- 抗CCP抗体が陽性であれば，滑膜中にCCP抗原が産生されていることを示し，関節リウマチの症状を発症していることがわかる．関節リウマチ患者の80％ほどが，抗CCP抗体陽性で，重症度が上がるにつれて陽性率も高くなる．
- 発症早期の抗CCP抗体の陽性率は50～60％だが，リウマトイド因子（RF）陰性の早期関節リウマチ患者の3分の1は，抗CCP抗体陽性である．そのため，RFよりも特異的で，感度が高く，関節リウマチの確定診断に有用なマーカー．
- 抗CCP抗体陽性の関節リウマチでは，陰性に比べ，滑膜破壊のリスクが高くなるという報告もある．

### 観察・対応のポイント

- 関節リウマチの患者には，関節症状や全身症状を観察し，患者の状態を把握する．
- 主な関節症状には，疼痛，腫脹，圧痛，関節の変形がある．全身症状としては，発熱，全身倦怠感，貧血がある．それぞれの症状の有無や程度，左右対称性などを把握する．
- 関節症状は，冷えや湿気に影響を受ける．痛みが強いので，疼痛コントロールを図り，精神的ケアも大切である．

# 免疫グロブリン
Ig：immunoglobulin （IgG,IgA,IgM,IgD,IgE）

感染症や腫瘍，自己免疫疾患が疑われるときに，診断あるいは病状の進行状態を判断するために行う．IgG, IgA, IgM, IgD, IgEの5種類の免疫グロブリンの状態を調べる．

検体：血清

### 基準値
| | | | |
|---|---|---|---|
| IgG | 870〜1700mg/dL | IgD | 12.0mg/dL以下 |
| IgA | 110〜410mg/dL | IgE | 170IU/mL以下 |
| IgM | 33〜190 mg/dL（男性） | | |
| | 46〜260 mg/dL（女性） | | |

## 異常値を示す原因（疾患）

**基準値より高値を示す場合**

多クローン性⇒
- 慢性肝疾患
- 悪性腫瘍
- 自己免疫疾患

など

単クローン性⇒
- 多発性骨髄腫
- 原発性マクログロブリン血症

など

**基準値より低値を示す場合**
- 原発性免疫不全症
- 続発性免疫不全症

など

### ●● 検査で何がわかる?

- 免疫グロブリン (Ig) は，体内に細菌やウイルスといった異物が侵入したときに，それを排除するためにリンパ球と形質細胞から産生される抗体である．したがって，Igの値の上昇は，体内になんらかの異物の侵入を示す．
- 逆に，Igの低下は，産生が不全となる状態，つまり免疫不全が起こっていると考えられる．
- IgGは，血液中にあるIgのほとんどを占める抗体で，主に細菌やウイルスに対して作用する．IgMが出現した後に出現し，免疫機能で中心的役割を果たす．
- IgAは，腸液や唾液などの分泌液に多く含まれ，腸管や鼻腔・口腔，気道などの粘膜の免疫にかかわる抗体．主に細菌や毒素などに作用し，局所で感染を防ぐ．
- IgMは，体内への異物侵入に対し，最初に出現する抗体で，強力な免疫防御反応を示す．ほかのIgに先駆け出現した場合，急性の炎症疾患や感染症が考えられる．
- IgDは，血液中にごくわずかしか存在しない抗体．抗体産生の分化に関与するが，詳しい機能についてはまだ解明されていない．
- IgEは，血中濃度が低く，リンパ節や気道，消化管粘膜などで産生される抗体．これら臓器はアレルギーの標的臓器であり，IgEはアレルギーの発症に大きく関与する．アトピー性疾患や気管支喘息のアレルゲンの検出のために行う検査．

### ●● 観察・対応のポイント

- とくに感染症が疑われる場合には，感染の有無にかかわらず，感染防止の手順に従ってケアを行う．

# 抗核抗体
ANA：anti-nuclear antibody
抗DNA抗体　anti-DNA antibody
LEテスト　lupus erythematosus test
抗ミトコンドリア抗体　AMA：anti-mitochondria antibody

検体：血清

膠原病や全身性エリテマトーデス（SLE），自己免疫性肝炎などの自己免疫疾患が疑われる場合のスクリーニング検査．疾患に特有の抗体を検出し，診断の指標とする．

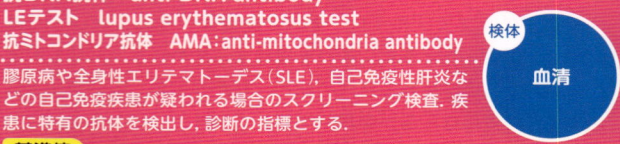

## 基準値

| | |
|---|---|
| ANA | 20倍未満 |
| 抗DNA抗体 | 陰性 |
| LEテスト | 陰性 |
| AMA | 20倍未満 |

## 異常値を示す原因（疾患）

**基準値より高値を示す場合**

**ANA**
- 強陽性（640倍以上）⇒ SLE，強皮症，混合性結合組織病（MCTD），シェーグレン症候群など
- 陽性（160〜640倍）⇒ 上記に加え自己免疫性肝炎，薬剤誘発ループス，皮膚筋炎，多発性筋炎など
- 弱陽性（40〜160倍）⇒ 上記に加え関節リウマチ（RA），原発性胆汁性肝硬変（PBC）健常者など

**抗DNA抗体**
- 陽性 ⇒ 全身性エリテマトーデス（SLE），シェーグレン症候群，皮膚筋炎，強皮症

**AMA**
- 原発性胆汁性肝硬変，まれに自己免疫性肝炎

**基準値より低値を示す場合**

**AMA**
- C型肝炎，慢性肝炎，アルコール性肝障害など
- 心筋炎，心筋症，自己免疫性溶血性貧血，悪性貧血，SLEなど

## 検査で何がわかる？

- 抗核抗体（ANA）は，細胞核の抗原に反応する自己抗体の総称．膠原病のスクリーニング検査として行われる．染色型によって5つに分類され，各疾患に特徴的な抗体により疾患を特定する．ANAが陽性ということは，免疫機能になんらかの異常をきたしていることがわかる．
- 抗DNA抗体は，DNAに対する抗体で，3種類ある．2本鎖DNAに対する抗体（抗dsDNA抗体），2本鎖DNAと1本鎖DNAに対する抗体（抗dsDNA抗体＋抗ssDNA抗体），1本鎖DNAに対する抗体（抗ssDNA抗体）の3種類である．抗dsDNA抗体は全身性エリテマトーデス（SLE）に対して特異性が高い．
- ANAの1つであるLE因子は，DNA核タンパク質に対する自己抗体（抗DNP抗体）．SLEに特異性が高く，LE因子が陽性のときは，SLEを強く疑う．
- 抗ミトコンドリア抗体（AMA）は，ミトコンドリアの内膜タンパクを抗原とする自己抗体．M1～M9まで9つに分類され，M2が原発性胆汁性肝硬変（PBC）の診断の指標となる．陽性の場合は，85％以上の高い確率でPBCと考えられ，臨床症状が出る以前に陽性になる．

## 観察・対応のポイント

- ANAが高値の場合には，関節痛，筋肉痛といった関節症状や，皮膚症状，尿量・排尿回数，タンパク尿の有無，浮腫といった腎症状を観察する．
- AMAの高値では，PBCが強く疑われるので，黄疸・瘙痒感の有無などを確認し，皮膚や粘膜の保護，栄養指導を行う．

# ANCA
**抗好中球細胞質抗体：anti-neutrophil cytoplasmic antibody**
ANCAには，p-ANCA＝MPO-ANCAと
c-ANCA＝PR3-ANCAがある

検体：血清

血管炎や急速に進む腎炎を疑う場合にANCAの検査を行う．

## 基準値

**陽性**

### 異常値を示す原因（疾患）

**peripheral-ANCA＝
p-ANCAが陽性**
- チャーグ・シュトラウス症候群（Churg-Strauss syndrome）
- 多発性血管炎
- 顕微鏡的多発性血管炎
- 原発性硬化性胆管炎
- 慢性関節リウマチ
- （潰瘍性大腸炎）

**cytoplasmic-ANCA＝
c-ANCAが陽性**
- ウェゲナー肉芽種症
- 急速進行性糸球体腎炎
- 壊死性糸球体腎炎
- 半月体形成性腎炎

### ●● 検査で何がわかる?

- ANCA抗好中球細胞質抗体は、その名の通り、好中球の細胞質に対する抗体である.
- 好中球は、MPO (myeloperoxidase)やPR3 (proteinase-3)などを有している. ANCAは、このMPOやPR3に対する自己抗体である. MPOやPR3にANCAが結合すると、好中球は活性化する. 活性化し好中球は血管内皮を傷害するようになる. その結果、血管炎や糸球体腎炎を引き起こすと考えられている.
- MPO (myeloperoxidase) に対する抗体(ANCA)は、p-ANCAもしくはMPO-ANCAとよばれる. PR3 (proteinase-3)に対する抗体(ANCA)は、c-ANCAもしくはPR3-ANCAとよばれる.

### ●● 観察・対応のポイント

- ANCA陽性疾患は、急激に進行する疾患が多いので、診断は迅速を要す.
- ANCAの結果が出るまでには、どの施設においても、おそらく時間を要す. したがって、臨床症状よりANCA陽性疾患の可能性を予測しなければならない.
- 発熱、白血球数の増加、CRPの増加、赤沈の亢進、血尿、腎不全の兆し(軽度のBUNの上昇、血清クレアチニンの上昇)があれば、ANCA陽性の血管炎等を念頭におく.
- 血管炎による、腎不全もありうるので、尿量のチェック、肉眼的、顕微鏡的血尿のチェックが必要である.
- 呼吸不全が出現する可能性もあるので、$SpO_2$の経時チェックを行う.

# 補体価
## CH₅₀:50% hemolytic activity of serum
## C3/C4

血清中の補体成分である補体価（CH$_{50}$）の活性を調べることにより，総合的な補体活性の指標とし，疾患の活動性，治療効果を推定する．補体は炎症マーカーの1つ．通常は補体成分のC3，C4と同時期に測定し，原因疾患，病態をより正確に把握する．

**検体：血清**

### 基準値

| | |
|---|---|
| CH$_{50}$ | 30～50 U/mL |
| C3 | 65～140 mg/dL |
| C4 | 12～40 mg/dL |

## 異常値を示す原因（疾患）

### 基準値より高値を示す場合

**CH$_{50}$，C3，C4ともに高値の場合**
- 感染症，関節リウマチ，リウマチ熱，ベーチェット病，悪性腫瘍　など

### 基準値より低値を示す場合

**CH$_{50}$が低値でC3，C4が正常**
- C3，C4以外の補体成分欠損症　など

**CH$_{50}$が低値でC3が正常，C4が低値**
- C4欠損症，慢性・急性腎疾患　など

**CH$_{50}$が低値でC3が低値，C4が正常**
- C3欠損症，膜性腎症　など

**CH$_{50}$が低値でC3，C4ともに低値**
- 全身性エリテマトーデス（SLE），悪性関節リウマチ，膜性腎症，慢性肝障害，播種性血管内凝固症候群（DIC）　など

### ●●● 検査で何がわかる?

- 補体は活性化されると免疫グロブリンの反応を補助し，殺菌や溶血などの炎症・免疫反応に作用する血清タンパクである．
- 補体価（$CH_{50}$）とは，複数の補体系成分の活性を，トータルに判断する検査のことで，$CH_{50}$の「50」は，検査方法に由来する．補体系の異常を疑うときに，スクリーニング検査として実施する．
- 補体が活性化する経路には，抗原抗体複合体による「古典経路」と，菌体成分・エンドトキシンなどで活性化される「副経路」がある．また，補体成分にはC1からC9まであり，C3とC4がキーファクターである．
- C1以外の補体成分は肝臓とマクロファージで産生されるため，肝疾患では低値を示す．
- SLEなどでは，病態の悪化に伴い，免疫複合体が形成され補体が消費されることにより低値を示す．
- また，補体は感染症や炎症性疾患，悪性腫瘍などの病態で増加する，炎症マーカーの1つである．CRPやSAAと組み合わせて検査することで，疾患や病態をより正確に推定することができる．
- 補体価は増加することより低下することのほうが臨床的意味がある．補体価の低下は，特定の疾患の病態の悪化を意味する．

# β₂-ミクログロブリン
β₂-MG：β₂microglobulin

検体：血清

血中β₂-MGは腎機能障害（尿細管障害）とリンパ系悪性腫瘍で高くなる．

## 基準値

**1.0～2.0mg/L**

### 異常値を示す原因（疾患）

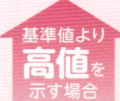

**基準値より高値を示す場合**

- 腎不全
- 多発性骨髄腫
- リンパ系腫瘍
- 自己免疫疾患
- 感染症
- 血球貪食症候群

など

\*血清β₂-MG値の臨床データの利用は以下の場合である．
①リンパ系悪性腫瘍（リンパ腫など）病勢評価（腫瘍マーカー）
②腎不全（糸球体濾過機能）の評価
③腎不全にて人工透析中の患者において，アミロイドーシスの予防を目的として，血清β₂-MGを測定する．

## ●●● 検査で何がわかる？

- $\beta_2$-ミクログロブリン（$\beta_2$-MG）は低タンパク物質で，全身の有核細胞表面に広く存在するが，その量は微量．リンパ球や単球に多く含まれる．免疫応答で重要な役割を担うHLAの構成タンパクである．
- 分子量が1.2万と低分子のため，腎糸球体基底膜を通り抜けることができ，近位尿細管で99.8％が再吸収され，アミノ酸に分解されて血液中へ送り出される．そのため，$\beta_2$-MGは血中濃度が低いだけでなく，尿中への排泄もほとんどない．
- しかし，腎機能障害により糸球体の濾過機能が低下すれば，血中濃度は高くなる．近位尿細管が障害されれば再吸収率が低下し，尿中に排泄される量も増加する．尿中$\beta_2$-MGの増加は尿細管障害を示唆する．
- したがって，$\beta_2$-MGが高値を示す場合は，腎機能（糸球体濾過機能）が障害されていると考えられる．
- 悪性リンパ腫や骨髄腫では，$\beta_2$-MG産生過剰になり，血中$\beta_2$-MG値が高値となる．

## ●●● 観察・対応のポイント

- $\beta_2$-MGはアミロイドーシスの原因と考えられている．
- 腎障害の患者で$\beta_2$-MGが上昇してきたら，排尿回数，尿量，尿の性状などの排尿状態を確認する．
- 腎機能の低下は，全身状態にも影響を与える．全身状態を観察し，掻痒感や浮腫，体重の増加，食欲不振，疲労感，悪心・嘔吐などの，腎機能障害症状の出現の有無を確認する．腎不全と診断されたら，症状への対応と悪化予防に努める．

# 寒冷凝集素反応
cold agglutination

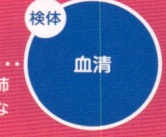

検体：**血清**

発熱，乾性咳嗽が続くものの，喀痰出が認められず，非定型肺炎が疑われる場合に行う．また，一般的な抗菌薬に反応がない肺炎においても，非定型肺炎の可能性を考え実施する．

**基準値**

## 赤血球凝集反応　128倍以下

### 異常値を示す原因(疾患)

**基準値より高値を示す場合**

- 非定型肺炎(マイコプラズマ肺炎など)
- 寒冷凝集素病
- 悪性リンパ腫・自己免疫性溶血性貧血
- 肝硬変
- サイトメガロウイルス感染症
- 多発性骨髄腫

など

### 検査で何がわかる？

- 赤血球を凝集させる赤血球凝集素は，抗赤血球抗体の1つ．凝集させることのできる温度の違いにより，冷式抗体と温式抗体とに分かれる．寒冷凝集素とはこの冷式抗体のことで，4℃前後で自己の赤血球を凝集させる．
- 健康な人にも存在するが，その値は低い．寒冷凝集素の上昇は，一部の感染症で起こる．マイコプラズマ，クラミジアなどの非定型肺炎が代表的．したがって，高値を示す場合は，マイコプラズマ肺炎を強く疑う．
- マイコプラズマ肺炎では，通常，寒冷凝集素は発症2週間後で上昇して，6週間を過ぎると低下する．
- 寒冷凝集素の値がきわめて高い場合には，自己免疫異常による溶血性疾患を疑う．とくに異常高値（5000倍以上）の場合は，寒冷凝集素病を疑う．

### 観察・対応のポイント

- マイコプラズマなどの非定型肺炎では，感染拡大の防止が重要．唾液や咳などで感染するので，感染源を明確にするために，患者が感染者と濃厚接触をしていたかどうかを確認する．
- クラミジア肺炎では，ペットの飼育歴や鳥との接触の有無を確認する．
- 非定型肺炎は，激しい乾性咳嗽と同時に痰喀出がないことが特徴．咳嗽の状態や，痰喀出の有無や程度を観察する．
- マイコプラズマ肺炎は，重症化すると脳炎や脳症，消化器症状，肝腫大，心筋炎，溶血性貧血を発症する危険がある．バイタルサインや全身状態を観察し，発熱，頭痛，易疲労感，黄疸，けいれん，発疹，湿疹の有無などをアセスメントする．

# 直接・間接クームス試験
## （抗赤血球抗体検査）
cooms'test

溶血が疑われるときに行う．また，輸血療法が行われる場合に，輸血過誤を防止するために，受血者と提供される血液に対して検査する．妊婦に対しても，血液型不適合妊娠や緊急輸血に備えて実施する．

**検体**　血清

**基準値**

## 陰性

| 直接クームス | 間接クームス | |
|---|---|---|
| + | + | ・自己免疫性溶血性貧血 |
| + | − | ・新生児溶血性貧血<br>・補体と免疫グロブリンの免疫複合体による溶血性貧血<br>・薬剤と免疫グロブリンの免疫複合体による溶血性貧血<br>・自己免疫性溶血性貧血（治療後） |
| − | + | ・いわゆる不規則抗体陽性のこと<br>・血液型不適合輸血後<br>・血液型不適合妊娠後 |

### 検査で何がわかる？

- クームス試験は，赤血球に対する抗体の有無を調べる検査である．赤血球に対する抗体は，免疫グロブリン（IgG，IgM）の場合と厳密には抗体ではないが補体（C3，C4）の場合がある．
- クームス試験には，直接クームス試験と間接クームス試験がある．直接クームス試験は，被検者赤血球に抗体が付着しているか調べる検査であり，間接クームス試験は被検者血清に抗体が存在するか否かを調べる検査である．
- 自己免疫性溶血性貧血では，原則として直接クームス試験，間接クームス試験の両方が陽性となる．溶血性貧血において，直接クームス試験のみ陽性で間接クームス試験は陰性の場合がある．その代表例は新生児溶血性貧血である．
- 間接クームス試験のみが陽性の場合は，不規則な抗体の存在を疑う．不適合輸血後，血液型不適合妊娠後などを疑う．

### 観察・対応のポイント

- 動悸や息切れ，チアノーゼ，倦怠感などの貧血症状，黄疸，壊疽などの有無を観察する．
- 自己免疫性溶血性貧血では，寒冷刺激により血管内溶血発作が起こることがある．寒冷刺激を避け，保温に注意する．
- 検査値が陽性で，ほかの検査が高値の場合には，急激に症状が悪化する可能性があり，緊急の対応が必要となる．
- 溶血性貧血による腎不全を予防する．

# マイコプラズマ・ニューモニエ抗体
*Mycoplasma pneumoniae antibody*
クラミジア・トラコマティス　*Chlamydia trachomatis*

呼吸器感染症ではマイコプラズマ・ニューモニエ抗体検査を，性感染症ではクラミジア・トラコマティス検査を実施する．

**検体：血清**

## 基準値

**マイコプラズマ・ニューモニエ抗体**
**4倍未満（CF法）　40倍未満（PA法）**
**クラミジア抗原検査　陰性（EIA）**
**クラミジア抗体検査　0.9未満（ELISA）**

## ●●● 異常値を示す原因（疾患）

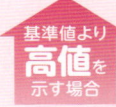

**基準値より高値を示す場合**

マイコプラズマ・ニューモニエ抗体⇒
- 原発性非定型肺炎
- 気管支炎
- 上気道炎

など

クラミジア・トラコマティス⇒
- 尿道炎
- 前立腺炎
- 子宮頸管炎
- 結膜炎
- 腹膜炎
- 性器クラミジア感染症
- 鼠径リンパ肉芽腫

など

### ●●● 検査で何がわかる？

- マイコプラズマは，飛沫感染によって体内に侵入し，気道系粘膜の表面で増殖，呼吸器感染症を引き起こす．マイコプラズマが侵入すると，免疫反応で抗体が産生されるため，陽性であればマイコプラズマ感染症と考えられる．
- クラミジアは，人に病原性を持つものが3種類ある．トラコマティスは人から人へと接触感染し，性感染症でもっとも頻度の高い原因菌である．検査が陽性であれば，尿道炎や前立腺炎，子宮頸管炎，結膜炎などなんらかの感染症を疑う．

### ●●● 観察・対応のポイント

- マイコプラズマ感染症では，バイタルサインや，喀痰，胸痛，倦怠感，脱水症状の有無，電解質などを確認し，全身状態を把握する．ケア実施時には，感染予防対策を講じる．
- クラミジア感染症で尿道炎を発症している場合は，頻尿・排尿時痛・排尿困難，尿道痛の有無などを確認する．
- 子宮頸管炎では，不正出血や帯下の増量などの有無，発熱や下腹部痛などについても観察する．

# ヘリコバクター・ピロリ抗体

HP：*Helicobacter pylori*

**検体：血清**

胃・十二指腸潰瘍, 慢性胃炎ではヘリコバクター・ピロリ検査を実施する.

## 基準値

**ヘリコバクター・ピロリ　陰性**

### 陽性を示す原因(疾患)

**陽性**
- ヘリコバクター・ピロリに現在感染している.
- ヘリコバクター・ピロリに過去に感染した.
- 胃潰瘍
- 十二指腸潰瘍

など

### 検査で何がわかる？

- ヘリコバクター・ピロリはらせん状の菌で，強力なウレアーゼで胃酸を中和し，胃粘液に生息する．胃潰瘍や十二指腸潰瘍の原因菌となる．陽性は保菌者であるが，必ずしも発症するわけではない．ただし，発症する可能性は高くなる．
- ヘリコバクター・ピロリ（菌）抗体陽性の場合，現在同菌に感染しているか否かを調べる．尿素呼気試験を行うか，消化器症状・胃腸症状がある場合は内視鏡検査を行い，生検標本を調べる．

### 観察・対応のポイント

- ヘリコバクター・ピロリ（菌）抗体陽性でしかも尿素呼気試験陽性の場合，ヘリコバクター・ピロリ（菌）除菌療法を検討する．
- ヘリコバクター・ピロリを保菌している場合，胸やけや腹部膨満感，上腹部痛，悪心，吐血，下血などの症状の出現，程度を把握する．また，大量出血でショック症状を起こした場合は緊急に対応する．

# ビタミンK欠乏性タンパク-Ⅱ（PIVKA-Ⅱ）
protein induced by vitamin K absence or antagonist-Ⅱ

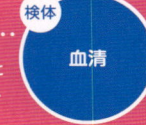

検体：血清

ビタミン欠乏時に肝臓に出現するPIVKA-Ⅱを測定することで，肝細胞がんの補助診断，経過観察，治療効果を判定する．肝がんの腫瘍マーカーの1つでもある．

## 基準値

**PIVKA-Ⅱ：40mAU/mL未満**

### 異常値を示す原因（疾患）

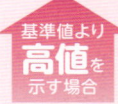

**基準値より高値を示す場合**

PIVKA-Ⅱ
1000 mAU/mLを超える高値⇒
- ビタミンK欠乏症
- ワーファリン投与
- 肝細胞がん
など

40～1000 mAU/mL⇒
- ビタミンK欠乏症
- 肝細胞がん
- 慢性肝炎
- 肝硬変
- ワーファリン投与
- 閉塞性黄疸症
- 抗菌薬長期投与
など

**基準値より低値を示す場合**

PIVKA-Ⅱ⇒
- ビタミンK投与中の肝細胞がん
など

### ●● 検査で何がわかる？

- PIVKA-Ⅱは「異常プロトロンビン」のことで，第Ⅱ因子（プロトロンビン）の前駆物質．ビタミンK欠乏時に，肝細胞で産生される．ビタミンK欠乏状態1週間ほどで出現し，2週間ほどで増加する．肝がん細胞内ではビタミンKが不足するため，PIVKA-Ⅱが産生されると考えられる．
- ビタミンKは腸管からの吸収低下や，ビタミン摂取障害，肝機能低下によるビタミンの利用障害でも欠乏する．したがって，PIVKA-Ⅱ値の上昇は，ビタミンK欠乏症，ビタミンK欠乏乳児，肝細胞がん，肝疾患，閉塞性黄疸症などを疑う．

### ●● 観察・対応のポイント

- 薬剤などでビタミンKを十分に補充している場合は，PIVKA-Ⅱが産生されていても，値が上昇しないこともある．基準値でも，服薬している薬，既往症について確認する．
- 肝疾患がある場合にはデータを活用し，慢性肝炎や肝硬変における肝細胞がんへの進行を早期に発見する．また，肝機能に関連する検査項目にも留意しながら，黄疸や腹水など，肝不全症状の有無を観察する．

# シリアル化糖鎖抗原KL-6（KL-6）
sialylated carbohydrate antigen KL-6

検体：血清

KL-6は，間質性肺炎の活動性のマーカーである．診断や活動性，予後予測の指標とする．

## 基準値

**KL-6：500U/mL未満**

### 異常値を示す原因（疾患）

**基準値より高値を示す場合**

KL-6
- 間質性肺炎
- 肺線維症
- 過敏性肺炎

など

### ●● 検査で何がわかる?

- KL-6はⅡ型肺胞上皮細胞や,気管支腺細胞などで産生されるシリアル化糖鎖抗原.このうちⅡ型肺胞上皮細胞は,肺胞壁が障害されると修復のために過剰に産生される.そのため,KL-6値は上昇する.
- 肺胞壁の炎症程度とKL-6値の間には,有意な関連性が見られ,高値の場合は間質性肺炎を疑う.値が高いほど活動期にある.低下していれば治療効果によるものと考えられる.

### ●● 観察・対応のポイント

- 間質性肺炎では,その症状の改善や悪化がKL-6値と相関関係にある.検査値のモニリングやバイタルサイン,呼吸状態などを観察しながら状態を把握する.

# C反応性タンパク
## CRP：C-reactive protein

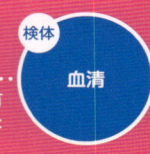

検体：**血清**

発熱や疼痛などの症状がみられたとき，炎症や組織障害の有無や程度，疾患の進行状況を見るために実施する．代表的な炎症マーカーである．

### 基準値

**0.30 mg/dL以下**

## 異常値を示す原因（疾患）

### 基準値より高値を示す場合

**高度上昇（10.0 mg/dL以上）⇒**
- 重症感染症
- 活動期関節リウマチ
- 血液系悪性腫瘍　など

**中度上昇（2.0〜10.0 mg/dL）⇒**
- 細菌感染症
- 関節リウマチ
- 外傷
- リウマチ熱
- 悪性腫瘍
- 心筋梗塞　など

**軽度上昇（0.2〜2.0 mg/dL）⇒**
- 軽症炎症疾患（初期，回復期）
- ウイルス感染症
- 全身性エリテマトーデス
- 潰瘍性大腸炎
- 多発性筋炎
- 皮膚筋炎
- 白血病
- シェーグレン症候群
- 脳梗塞　など

### 基準値より低値を示す場合

**低値（0〜0.2 mg/dL以下）⇒**
- 重症肝障害時に低値傾向を示す

### 検査で何がわかる?

- C反応性タンパク(CRP)は,体内に炎症刺激や組織損傷が起こると,6時間ほどで上昇し,2～3日でピークとなり,その後は沈静化する.慢性の炎症では高値が続く.CRPが上昇している場合,なんらかの疾患により体内で炎症や組織障害が起こっていることがわかる.
- 検査値の高さは,炎症の程度と相関関係を示す.たとえば10.0mg/dL以上の高度上昇では,敗血症などの重度感染症,活動期にある関節リウマチ,血液系悪性腫瘍などが疑われる.
- 基準値以下では,造血器腫瘍,骨転移を伴う前立腺がん,ホルモン産生腫瘍といった悪性腫瘍が疑われる.

### 観察・対応のポイント

- CRPは炎症反応に特異的なマーカーだが,炎症の初期や回復期での上昇はごくわずかである.そのため,白血球数やESRなどほかの炎症マーカーも考慮しながら対応する.
- 敗血症などの重度感染症では,CRP高値でも白血球数が低値を示すことがある.この場合は,緊急対応が必要となる.
- CRPが上昇するときは,発熱や脈拍数の増加,呼吸苦を伴うことが多い.経時的なバイタルサインの測定と全身状態の観察,腫脹や発赤,疼痛など炎症症状についても確認する.
- 発熱が続く場合には,脱水症状も予測されるので,皮膚状態,食事・水分摂取量,尿量などを観察する.
- 熱傷や外傷による滲出液がみられる場合には,その量や性状を観察・把握した上でケアを行う.

# 血清アミロイドAタンパク
SAA；serum amyloid A protein

**検体**：血清

CRP（C反応性タンパク）と同様に，炎症刺激により産生される血漿タンパクである血清アミロイドAタンパクの，血中濃度を測定することにより，炎症の有無を判定する．近年，CRPに替わる鋭敏な炎症マーカーとして注目されている．

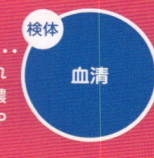

## 基準値

### 8μg/mL以下

### 異常値を示す原因（疾患）

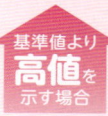

**基準値より高値を示す場合**
- 感染症
- 炎症性疾患
- 急性心筋梗塞などの組織壊死
- 自己免疫疾患
- 悪性腫瘍

など

### 検査で何がわかる?

- 血清アミロイドAタンパク(SAA)は,炎症性サイトカインにより,肝臓で産生される急性期反応タンパク(APP)の一種.
- APPにはSAAのほかにCRP,α1-アンチトリプシン(α1-AT),α1酸性糖タンパク(AAG)などがあるが,このうちSAAとCRPが炎症に最も鋭敏に反応するとされる.
- しかも,SAAはCRPの5〜10倍の血中濃度を示すため,CRPの増加程度の低いウイルス感染症や,全身性エリテマトーデス(SLE),ステロイド剤投与などにおいて,SAAのほうが病態を把握するのに優れているとされている.
- また,関節リウマチなどの慢性炎症に合併しやすい続発性アミロイドーシスでも,SAAが高値を示すため,スクリーニングに有用である.

### 観察・対応のポイント

- 発熱,咳嗽,喀痰の性状,息切れなどの感染症の症状を観察する.
- 発熱時の水分補給や,鎮痛薬,解熱薬などの投与により,症状緩和を行う.

# 梅毒血清反応
STS：serological test for syphilis
非トレポネーマ試験
（ガラス板法，RPR法）

検体：血清

梅毒が疑われるときや，その進行度合い，治療効果を確認するために行う．また，梅毒を発症するリスクの高い患者へのスクリーニングや，通常の入院に対してのスクリーニング検査としても実施されることがある．

## 基準値

**陰性（−）**

### 陽性を示す原因（疾患）

**陽性**
- 梅毒
- 生物学的偽陽性（全身性エリテマトーデス，リケッチア感染症，妊娠，結核など）

## 梅毒感染の評価

| 非トレポネーマ試験 | トレポネーマ試験 | |
|---|---|---|
| − | − | 梅毒感染（−） |
| + | − | 生物学的疑陽性 |
| − | + | 治療後か過去の感染 |
| + | + | 活動性梅毒 |

## ●● 検査で何がわかる？

- 梅毒は，トレポネーマ・パリドム（TP）という微生物を原因菌とする，性感染症の1つ．そのTPが有すリン脂質によく似たリン脂質（オルジオリピン）を抗原として用い，抗体反応を調べるのがSTS．感染後2〜5週間で陽性反応が出る可能性が高い．STSは非トレポネーマ試験であり，ガラス板法とRPR法がある．
- STSは膠原病や妊娠，結核などにも陽性を示す（生物学的偽陽性）ため，梅毒への特異性は必ずしも高くない．そのため，TPの成分そのものを抗原とするTPHA検査も同時に行い，2つの結果から判断される．TPHAはTPに対する抗体検査であり，トレポネーマ試験とよばれる．

## ●● 観察・対応のポイント

- 陽性反応が出た場合は，生物学的偽陽性との鑑別が必要．性的パートナーや感染の機会の有無，既往歴や家族歴なども聴取する．
- 梅毒は，症状が出現する時期と潜伏期間とが交互に現れる．そのため，梅毒と診断された場合は，全身状態の十分な観察で病態を把握する．第1期では陰部のしこりやリンパ節腫脹，第2期ではバラ疹をはじめとする皮膚病変，発熱，全身倦怠感，関節痛などの出現を観察する．
- 梅毒に感染している妊婦に対しては，妊娠15週以前に治療することで，胎児へ感染を予防できることを伝え，精神的な支援を行う．

## A型肝炎ウイルス（検査）
HAV：hepatitis-A virus

検体：血清

急性肝炎の症状がみられたとき，A型肝炎ウイルスの既往の感染，感染の有無を確認し，病態解析を行う．肝炎ウイルスマーカーの1つ．

### 基準値
**HA抗体：陰性（inhibition 50％未満）**
**IgM-HA抗体：陰性（cut off index 0.8未満）保留（0.8～1.2）**

### 陽性を示す原因（疾患）

**陽性**

HA抗体：陽性
IgM-HA：陽性
- HAVに感染中

HA抗体：陽性
IgM-HA：陰性
- HAVの既往，または免疫を獲得している状態

*A型肝炎ウイルス（HAV）とC型肝炎ウイルス（HCV）感染では，RNA自体の存在を感染者の血液中に証明するのは容易ではない．間接的な証明法である抗体のチェックを行う．抗体陽性が意味することは，そのウイルスに現在感染しているか，過去に感染していて現在は治癒しているかである．

### ●● 検査で何がわかる？

- A型肝炎ウイルス（HAV）は，肝炎を発症するウイルスの1つで，主に経口感染で発症し，感染は急性で一過性である．潜伏期間は感染後2～6週間ほどだが，IgM-HA抗体は発症後2～10日で検出される．そのため，このIgM-HA検査が陽性の場合は，ほぼHAVに感染していると考える．
- 一方，HA抗体は肝炎を発症してから4週間以降に検出されるため，検査結果が陰性であっても，必ずしもHAV感染を否定できない．逆に，HAは一度抗体を獲得すると存命中はほぼ血液中に存在するので，陽性の場合にはHAVの既往，免疫があると推定できる．
- HA抗体が陽性で，IgM-HAが陽性であれば，HAVに現在感染していると判断できる．さらに，HA抗体が陽性で，IgM-HAが陰性の場合には，HAは過去の感染で，現在の肝障害の原因としてHAV以外，B型またはC型肝炎ウイルスなどの感染を疑う．

### ●● 観察・対応のポイント

- A型肝炎が疑われる場合，発熱，腹痛，悪心・嘔吐，下痢，全身倦怠感，黄疸などのA型肝炎症状の有無を観察する．
- 発症前の食事の状況や，1ヵ月以内の海外旅行の有無などを確認する．なかでも，HAVが生息する生の魚介類を食しているかの確認が必要である．
- A型肝炎の場合は，肝機能が正常化するまでは安静となる．
- HAVは伝染性が強いため，2次感染予防対策が重要になる．また，発症前の唾液や吐瀉物，排泄物にもウイルスが排泄されているので，家族や友人などへの感染の有無を確認する．

# B型肝炎ウイルス（検査）
HBV：hepatitis-B virus

検体：血清

肝炎症状や肝機能障害がみられた場合，それがB型肝炎ウイルスによるものかを調べる．また，B型肝炎の状態を把握するために行う．

## 基準値

| | | | |
|---|---|---|---|
| HBs抗原 | 陰性 | HBe抗原 | 陰性 |
| HBs抗体 | 陰性 | HBe抗体 | 陰性 |
| HBc抗体 | 陰性 | IgM-HBc抗体 | 陰性 |
| HBc抗体定量 | 8倍未満陰性 | HBV-DNA | 陰性 |

## ●●● 陽性を示す原因（疾患）

**陽性**

**HBs抗原：陽性**
- HBVに感染

**HBs抗体：陽性**
- HBV感染の既往，または防御抗体を獲得

**HBc抗体：陽性**
- 低抗体価　HBV感染の既往
- 高抗体価　HBVに持続的に感染中

**HBe抗原：陽性**
- 血液中HBVが増加．HBVが体内で増殖

**HBe抗体：陽性**
- 血液中HBVが減少

**IgM-HBc抗体：陽性**
- 低抗体価　急性B型肝炎の回復期，または慢性B型肝炎の急性増悪期
- 高抗体価　急性B型肝炎の発症期

**HBV-DNA：陽性**
- 血液中HBVの量，HBV増殖指標

### 検査で何がわかる？

- B型肝炎ウイルス（HBV）は，DNAウイルスで外殻を構成するHBs抗原と，増殖時に分泌されるHBe抗原，芯を意味するHBc抗原を持つ．これら抗原に対応する抗体が血液中から検出されれば，HBVに感染，あるいは感染したことがあることを示す．主な感染経路は血液と性感染．
- 基本的にHBs抗原が陽性であれば，HBVに感染していることになり，HBs抗原が陰性でHBs抗体が陽性であれば，HBVへの既往，もしくはワクチン接種による免疫抗体を持っている．
- HBs抗原はHBVのウイルス量と相関する．つまり，HBe抗原が陽性であれば，血液中にHBVが増加していることを示し，感染力が強くなっていることがわかる．
- 逆に，陰性に転じれば，HBVの減少を示し，同時にHBe抗体が陽性であれば，肝炎症状が沈静化していると考える．
- HBV-DNAも血液中のHBV量を示している．肝炎の病態は，血液中のHBV量と相関関係にある．そのため，これらの量によって肝炎の病態が把握できる．
- IgM-HBc抗体は，感染後1週間ほどで出現し，3〜6ヵ月で消失する．陽性で高値の場合は，感染初期，つまり急性B型肝炎で，低値では回復期にあると考える．

### 観察・対応のポイント

- 急性B型肝炎と診断されたら，全身倦怠感，食欲不振，悪心・嘔吐，黄疸など肝炎症状の有無を観察する．
- 劇症肝炎発症の70％がHBV感染に起因する．症状の変化が見られたら緊急の対応が必要となる．

## ［A型肝炎ウイルス検査の補足］

- **まず，HA抗体とIgM-HA抗体の意味を理解しよう．**
  HA抗体とは抗HA抗体IgG型
  IgM-HA抗体とは抗HA抗体IgM型

- **ヒトの体内でのウイルス感染における抗体のつくり方を理解しよう．**
- ウイルスに感染すると，ヒト（宿主）の免疫機構はそのウイルスに対する抗体を産生しはじめる．抗体（免疫グロブリン）には主なものとして，IgG，IgA，IgMがある．
- ヒト（宿主）は，ウイルスに感染すると，まずそのウイルスに対する抗体をIgM型（抗ウイルス抗体IgM型）で作りはじめる．次にIgG型（抗ウイルス抗体IgG型）を作りはじめる．このときIgM型の抗体の産生は終了している．
- したがって，IgM型の抗体の存在は，そのウイルスに関して，感染の初期あるいは感染が進行中であることの証明となる．
- HAに関して説明すると，最初は抗HA抗体IgM型が出現して，治癒とともに抗HA抗体IgG型が出現してくる．そのとき抗HA抗体IgM型は消失していく．

## [B型肝炎ウイルス検査の補足]

### B型肝炎ウイルス検査と被検者の関係

|  | 非(未)感染者 | 感染直後 | 既感染者(治った人) | HBV中キャリア持続感染者 ||
|---|---|---|---|---|---|
|  |  |  |  | HBe抗原陽性 | HBe抗体陽性 |
| HBs抗原 | − | ++ | − | +++ | + |
| HBs抗体 | − | − | + | − | − |
| HBc抗体 | − | + | + | +++ | + |
| HBe抗原 | − | (±) | − | + | − |
| HBe抗体 | − | − | (?) | − | + |
| HBV DNA | − | + | − | +++ | +〜− |

# C型肝炎ウイルス（検査）
HCV：hepatitis-C virus

C型肝炎ウイルスの抗体の有無を調べ，感染しているかどうかを診断する検査．入院時や手術前のスクリーニング検査として行う．またインターフェロン療法の効果，予想を判定するために行う．

検体：血清

## 基準値

| | |
|---|---|
| HCV抗体 | 陰性（1.0未満） |
| HCV-RNA定性 | 陰性 |
| HCV-RNA定量 | 陰性 |

### 陽性を示す原因（疾患）

**陽性**

HCV抗体：陽性
- HCVに感染，HCV感染の既往

HCV-RNA定性：陽性
- 血液中にHCVがある

HCV-RNA定量：陽性
- 血液中にHCVがある

※HCV抗体陽性イコール，現在HCVに感染していることではない．

### 検査で何がわかる?

- C型肝炎ウイルス（HCV）は，RNAウイルスである．HCVにはコア粒子の表面にある抗原と，増殖時に分泌される抗原，外殻を形成する抗原があり，それらに対応する抗体はHCV抗体と総称される．HCV抗体が陽性であればHCVに感染した既往を示す．
- HCV抗体は中和抗体ではないため，現在の感染の有無は判断できない．HCVコア抗体，HCV-RNAで,HCV自体の有無を確認する．
- HCV抗体が陽性で，同時にHCV-RNAが陽性であれば，現在，HCVに感染していると考えられる．逆に，HCV-RNA陰性であればHCVの既往となる．HCV抗体陽性，HCV-RNA陽性をHCVキャリアとよぶ．AST，ALTが全く正常のHCVキャリアのいることを明記しておく．

### 観察・対応のポイント

- C型肝炎が疑われる場合，全身倦怠感，悪心・嘔吐，食欲不振，黄疸なの肝炎症状の有無を確認する．
- C型肝炎は急性期，慢性期ともに自覚症状に乏しいので，食事や2次感染予防などの生活指導を行う．とくに，肝臓への血流保持が重要で，急性肝炎初期には安静が必要．
- HCVは主に血液を介して感染するので，ケアの際には十分な感染防止対策を講じる．HCVコア抗原とHCV-RNA定量が高値の場合，HCVの活動性が高く感染力が強いので，とくに注意する．

# HIV（ヒト免疫不全ウイルス）抗体（検査）
## human immunodeficiency virus test

日和見感染や2次性の悪性腫瘍など，後天性免疫不全症候群（AIDS）がみられ，原因ウイルスであるヒト免疫不全ウイルスへの感染が疑われるときに行う．まずHIV抗体の有無を調べるスクリーニング検査を行い，偽陽性や陽性の場合に確認検査を行う．

検体：血清

### 基準値
スクリーニング検査　　陰性（PA法，EIA法など）
確認検査　　　　　　　陰性（WB法，IFA法など）

### ●●● 陽性を示す原因（疾患）

**陽性**

スクリーニング検査：陽性
- HIVに感染
- 偽陽性（自己免疫疾患，妊娠，アルコール性肝炎など）

確認検査：陽性
- 抗体陽性
- HIVに感染

## 検査で何がわかる?

- ヒト免疫不全ウイルス（HIV）は，免疫細胞であるリンパ球のヘルパーT細胞（CD4）に感染するウイルス．CD4の中に入り込み，同細胞がDNAのなかに入り込み，自己複製増殖し，自己宿主の免疫機構を破壊していく．
- スクリーニング検査（抗体検査）で陰性であれば，HIV非感染とされる．しかし，HIV抗体は感染後1〜3ヵ月に検出されるので，抗体検査が陰性でも未検出期（ウインドウピリオド）にあることも考えられる．そのため，HIV抗体陽性が出たら確認検査を行う．
- HIVは感染が成立すると100％持続感染する．確認検査が陽性の場合，AIDSが未発症ならば，無症候性キャリアと判断できる．

## 観察・対応のポイント

- HIV感染の場合，感染後2週間ほどで発熱や咽頭痛，発疹などの急性感染症状が現れる．
- CD4が500/μL以下になると帯状疱疹やカポジ肉腫が，CD4が200/μL以下になるとカンジダ症を発症するリスクが高くなる．リンパ球数のモニタリングと，体重減少，倦怠感，発熱，悪心・嘔吐，口内炎，皮膚の湿疹など日和見感染症の徴候の有無を観察する．
- 抗HIV療法が確立されつつあり，抗HIV療法を徹底させる．日和見感染の予防薬の内服を徹底させる．

# HTLV-I（ヒトT細胞白血病ウイルスI型）検査
humanT-cell leukemia virus test

検体：血清

成人T細胞白血病（ATL）の原因ウイルスである，ヒトT細胞白血病ウイルスI型への感染の有無を調べる．ATLが疑われるときや妊婦健診などで実施される．スクリーニング検査を行い，偽陽性や陽性の場合に確認検査を行う．

## 基準値
スクリーニング検査　　陰性（PA法, EIA法など）
確認検査　　　　　　　陰性（IFA法, WB法）

### 陽性を示す原因（疾患）

**陽性**

スクリーニング検査：陽性
- HTLV-Iに感染
- 偽陽性

確認検査：陽性
- HTLV-Iに感染
- ATL
- 細胞型悪性リンパ腫（リンパ腫型ATL）
- 緩徐進行性炎症性ミオパチー（HAM）
など

※スクリーニング検査は抗HTLV-I抗体をチェックすること．
確定診断はウェスタンブロット法による．

### 検査で何がわかる?

- HTLV(ヒトT細胞白血病ウイルス)は,免疫細胞に感染するレトロウイルスの1つで,1〜4まで4つのタイプがある.そのなかのHTLV-Ⅰは成人T細胞白血病(ATL)の原因ウイルスで,侵入したT細胞の細胞分裂とともに分裂増殖する.
- 抗体陽性であれば,このHTLV-Ⅰに感染していることを示す.しかし,スクリーニング検査(抗体検査)では偽陽性になることもあるので,確認検査(ウェスタンブロット法)でも陽性との結果が出れば,HTLV-Ⅰに感染していると判断する.逆に,陰性の場合には,スクリーニング検査が陽性であっても非感染と判断される.
- 妊婦健診などのように診断を目的にしていない場合,抗体陽性であっても,ATLなど関連する疾患の症状・所見が確認されなければ,HTLVのキャリアと判断される.
- キャリアは九州や四国西南部,沖縄に多くみられる.

### 観察・対応のポイント

- HTLV感染者の多くがキャリアなので,抗体陽性の結果が出た場合,ATLやHAMなどの疾患の症状の有無や変化を確認する.リンパ節腫脹,肝脾腫,皮膚病変,神経症状などがある.
- リンパ球やLDHでも異常値が現れる.白血球が4000/μL未満の場合には,リンパ腫型ATLを4000/μL以上でTリンパ球の増加を伴う場合は,慢性型ATLを疑う.また,血中カルシウムが上昇している場合,急性型ATLを発症している可能性がある.症状が急速進行するので注意する.
- 妊婦がHTLVに感染している場合,母子感染予防を行う.

# ASO antistreptolysin O
（抗ストレプトリジンO：ASLO）

# ASK antistreptokinase
（抗ストレプトキナーゼ）

検体：血清

ASOとASKは，溶血性連鎖球菌（溶連菌）感染症が疑われる場合，血清中の量を測定し，診断と経過観察に用いる．主にA群溶連菌の感染の有無を調べる検査．

## 基準値

**ASO　240U/mL以下**
**ASK　2,560倍未満**

### 異常値を示す原因（疾患）

**基準値より高値を示す場合**

ASO, ASK
- リウマチ熱
- 急性糸球体腎炎
- しょう紅熱
- 丹毒
- 急性扁桃腺炎
- 血管性紫斑病　など

**基準値より低値を示す場合**

ASO, ASK
- 無〜低γ-グロブリン血症
- 強力な抗菌薬療法中
- ステロイド療法中
など

### 検査で何がわかる？　観察・対応のポイント

- ASOは，β溶血性連鎖球菌（溶連菌）が産生する溶血毒，ストレプトリジンO（SLO）に対する代表的な中和抗体．
- ASO，ASKが陽性であれば，β溶血素の体内での有無を確かめる．扁桃腺肥大の有無，咽頭診培養を行う．

# QFT
(インターフェロンγ測定試験, QuantiFERON®-TB-2G)

検体
血清

QFTは結核感染の有無を調べる検査. 主に結核感染者との接触者, 医療従事者や易感染状態にある患者の結核感染管理のスクリーニング検査として行う. また, 結核発症の診断の指標の1つでもある.

## 基準値

**QFT　陰性（IFN-γ0.10IU/mL未満）**

### 異常値を示す原因（疾患）

**基準値より高値を示す場合**

QFT：陽性（IFN-γ0.35IU/mL以上）
- 結核に感染

### 検査で何がわかる？

- 結核菌に対する免疫は, T細胞を主体とする細胞性免疫である. 結核菌に特異的に存在する2種類のタンパク質を抗原としてT細胞を刺激すると, T細胞は抗体となるIFN-γを産生する. このIFN-γの量を測定することで感染がわかる.

### 観察・対応のポイント

- 結核は, 感染しても発症していないことがある. バイタルサインや全身状態などの観察で発症の徴候を早めにキャッチする. 家族構成や生活環境などを聴取, 感染経路を突き止める.

# インフルエンザ抗原検査（インフルエンザ迅速検査）
rapid influenza diagnostic test
# アデノウイルス抗原検査　adenovirus diagnostic test

インフルエンザウイルス抗原は，インフルエンザ流行期にインフルエンザウイルス感染が疑われる場合，迅速に感染の有無を確認するために調べる．また，咽頭炎や結膜炎，肺炎，下痢症など，出現している症状が，アデノウイルスに起因していると疑われる場合に，アデノウイルス検査で，迅速に感染の有無を確認する．

**検体**　咽頭または鼻腔の粘膜

## 基準値

**インフルエンザ抗原　陰性**
**アデノウイルス抗原　陰性**

### 陽性を示す原因（疾患）

**陽性**

インフルエンザウイルス抗原：陽性
- A型インフルエンザ
- B型インフルエンザ

アデノウイルス抗原：陽性
- アデノウイルス感染症（発疹症，流行性角結膜炎，肺炎，下痢症，上気道炎，出血性膀胱炎，咽頭結膜熱など）

## 検査で何がわかる?

- インフルエンザウイルスは，気道上の粘膜細胞に結合し，細胞内部で増殖する．したがって，気道粘膜からインフルエンザウイルス抗原が検出されれば，インフルエンザウイルスに感染していると判断される．
- ただし，ウイルス抗原の量が少ないと陽性反応が出ないことがあるので，感染のごく初期段階では陰性と出ることもある．
- アデノウイルスは，扁桃腺や上気道，角結膜，消化管などの上皮粘膜に結合し，さまざまな症状を引き起こす．症状に応じて検体を採取し，抗原陽性反応が出ればアデノウイルスへの感染が認められる．
- アデノウイルス感染症では発疹症，流行性角結膜炎，肺炎，下痢症，上気道炎，出血性膀胱炎，咽頭結膜熱などが出現する．

## 観察・対応のポイント

- インフルエンザ抗原陰性という結果からは，「感染なし」「感染初期」「インフルエンザ様症状の疾患」という3つの可能性が考えられる．これら可能性を念頭において対応する．
- インフルエンザ感染が確認されたら，バイタルサインや呼吸状態などを観察し，病状とその変化を把握する．肺炎やインフルエンザ脳炎の発症の可能性もあるので，CRPや白血球数などの関連検査項目や脈拍，呼吸数，神経症状や意識障害の有無などを観察する．
- アデノウイルスは感染力が強い．そのため，感染が疑われる時点から感染拡大予防を前提に対応し，感染が確認されたら早急に感染拡大予防対策を講じる．

# AFP（α-フェトプロテイン）
α-fetoprotein

肝細胞がんの腫瘍マーカーで，スクリーニングとして実施するほか，肝細胞がんの治療効果の評価や予後予測，慢性疾患の経過観察に用いる．また，胎児性がんの早期発見，鑑別のために行う．

**検体**：血清

**基準値**

## 10ng/mL以下

### 異常値を示す原因（疾患）

**基準値より高値を示す場合**

高度上昇（1,000ng/mL以上）
成人⇒
- 原発性肝細胞がん
- まれに転移性肝がん
など

乳幼児⇒
- 卵黄嚢腫
- 肝芽腫
- 肝細胞がん
- 乳児肝炎
- 先天性胆道閉鎖症
など

軽度～中等度上昇（10～1,000ng/mL）
- 肝細胞がん
- 卵黄嚢腫
- 肝硬変
- 慢性肝炎
- 急性肝炎
- 劇症肝炎回復期
- 転移性肝がん
- 妊娠後半
- 乳児肝炎
- 毛細血管拡張失調症
など

**基準値より低値を示す場合**
- 先天性AFP欠損症

### ●●● 検査で何がわかる？

- α-フェトプロテイン（AFP）とは、胎児期に卵黄嚢や肝細胞で産生される胎児性タンパクで、出生後には消失する．「フェト」とは胎児性という意味．
- 卵黄嚢や肝細胞にがん細胞が発生すると，再びAFPが産生され，異常な高値を示す．AFPが1,000ng/mL以上の高値では，原発性細胞がんや転移性肝がん，乳児肝炎を疑う．
- AFPの産生量はがん細胞の量と相関関係にある．数値の上昇によりがん細胞の増殖，進行・転移が推測でき，逆に下降はがん細胞の減少と考えられる．このことから，AFP値のモニタリングで，肝細胞がんの治療効果を判定する．
- 慢性のウイルス性肝炎や肝硬変においても，AFPをモニタリングすることで，肝細胞がんへの進行を早期に発見できる．ただし，肝細胞がんの中には，AFPを産生しないものもある．
- 良性の肝疾患の場合，一時的に上昇後回復すると低下することもある．よって肝細胞がんの腫瘍マーカーでのPIVKA-Ⅱと交互に検査し，一方が上昇していれば，肝細胞がんを疑う．

### ●●● 観察・対応のポイント

- AFPが高値を示しているときには，ほかの肝機能に関連する検査項目や，肝臓のエコー，CT，MRIなどの画像所見も合わせ，肝機能障害の有無を確認する．同時に黄疸や腹水など，肝不全症状の有無を観察する．
- 胎児由来のAFP上昇もあるので，妊娠の可能性があるかどうかを確認する．

# CEA（がん胎児性抗原）
carcinoembryonic antigen

**検体**：血清

消化器系がん，肺がん，腺がんなどが疑われるときに，診断補助やスクリーニングを目的として行う．また，治療効果の評価や病状把握のためにも実施される．臓器の特異性は低いが，幅広いがんの活動性のマーカーである．

## 基準値

**5.0 ng/mL（CLIA）　2.5 ng/mL（IRMA）**

## 異常値を示す原因（疾患）

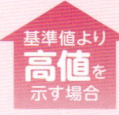

**基準値より高値を示す場合**

### 悪性疾患
- 結腸・直腸がん
- 膵がん
- 胃がん
- 胆道がん
- 転移性肝がん
- 肺がん
- 食道がん
- 乳がん
- 甲状腺がん
- 卵巣がん
- 肝細胞がん
- 子宮がん
- 泌尿器がん

など

### 良性疾患
- 肝硬変
- 慢性肝炎
- 閉塞性黄疸
- 膵炎
- 炎症性疾患
- 消化器疾患
- 甲状腺機能低下症
- 糖尿病
- 喫煙

など

### 🔵🔵 検査で何がわかる？

- CEA（がん胎児性抗原）は，胎児の消化器粘膜組織に存在する抗原で，出生後にはほとんどが消失する．しかし，がん細胞そのものがCEAを産生・分泌するため，臓器特異性は低いが，幅広いがんの存在を強く示唆する腫瘍マーカーである．
- またCEAは，がん組織や細胞が壊死・死滅した場合にも，血液中へと排出される．
- がん以外でも，腎・肝機能障害によるCEAの代謝障害，排泄異常が原因で高値を示すこともある．
- CEAが基準値の4倍以上（高度上昇）では，がんのリンパ節転移，多臓器への転移を，2～4倍程度（中等度上昇）ではがん，リンパ節転移などを疑う．基準値の2倍程度（軽度上昇）では慢性肝炎，肝硬変，腎不全，糖尿病，肺気腫などの良性疾患であると考えられる．
- 一時的に上昇し，その後すぐに下降した場合は，化学療法や放射線治療，根治手術後による一過性上昇の可能性がある．

### 🔵🔵 観察・対応のポイント

- CEAは臓器への特異性が低く，もっとも高い大腸がんで80％，胃がんで40％程度である．そのため高値を示した場合には，ほかの腫瘍マーカーやエコー，CT，MRIといった画像診断などから，総合的に評価する．
- 根治手術後は，CEAは術後1週目に上昇するものの，1ヵ月目ほどで基準値まで戻る．それ以降に上昇した場合は，転移や再発が疑われるので，手術の有無を確認する．
- 喫煙によっても高値を示すことがあるので，喫煙歴などを聴取する．

# CA19-9（糖鎖抗原19-9）
carbohydrate antigen 19-9

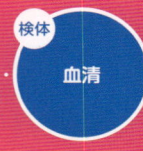

**検体：血清**

主に消化器系がん，とくに膵胆道がんで高い陽性率を示す腫瘍マーカー．これらのがんのスクリーニング，診断の補助や治療効果の評価，再発・予後などの指標の1つ．

## 基準値

### 37U/mL以下

## 異常値を示す原因（疾患）

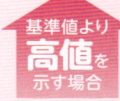

**基準値より高値を示す場合**

悪性腫瘍
- 膵がん
- 胆道がん

良性疾患
- 胆石症
- 胆管炎
- 膵炎
- 慢性肝炎・肝硬変
- 卵巣嚢腫
- 気管支拡張症
- 糖尿病

など

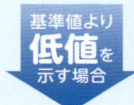

**基準値より低値を示す場合**

- ルイス式血液型 Le a(−)

## 検査で何がわかる?

- CA19-9（糖鎖抗原19-9）は，膵管，胆管，胆嚢，結腸，直腸，唾液腺，気管支腺，前立腺などの上皮細胞上にわずかに存在する糖鎖抗原．モノクローナル抗体NS19-9により認識され消化器系がん，とくに膵胆道がんで特異的に発現する．
- 体内に局在するCA19-9は，健康であれば膵管，胆管を通り消化管へと排泄される．しかし，腫瘍や炎症によってこれらが閉塞すると，消化管へ排泄されずに血液中に逸脱し，上昇する．したがって，がんだけでなく膵炎や胆管炎といった良性疾患が原因のこともある．
- 値が100～1,000U/mLの高度増加では，膵がん，胆道がん，消化管がん，肺がん，卵巣がんなどを疑う．50～100 U/mLの中等度増加は，がんのほか胆石症，胆管炎，膵炎，肝炎，肝硬変，卵巣嚢腫，気管支拡張症などの良性疾患を，37～50 U/mLの軽度増加は，糖尿病や良性疾患などを疑う．
- CA19-9は値の変動が大きく，腫瘍の消失や縮小によって低下し，再発や転移などでは上昇する．そのため，一度は低下したCA19-9が再び上昇した場合には，再発や転移の可能性がある．

## 観察・対応のポイント

- ルイス式血液型抗原（一部）陰性の場合，がんがあってもCA19-9は上昇しないため，CA50などの腫瘍マーカーを調べる．
- 消化器系のほか婦人科系や呼吸器系の腫瘍，良性疾患でもCA19-9が上昇する．そのため，ほかの腫瘍マーカーやエコー，CTなどの画像診断などから総合的に評価する．

4章 輸血・免疫に関する検査
4 腫瘍マーカー

# CA125（糖鎖抗原125）
carbohydrate antigen 125

**検体　血清**

卵巣がんの腫瘍マーカー．卵巣がんなど主に婦人科系のがんが疑われる場合に実施し，補助診断や治療効果の評価，経過観察などを目的に，日常診療で広く用いられる．

## 基準値

| | |
|---|---|
| 閉経後女性，男性 | 25 U/mL |
| 閉経前女性 | 40 U/mL |

### 異常値を示す原因（疾患）

**基準値より高値を示す場合**

悪性疾患
- 卵巣がん
- 子宮がん
- 肝臓がん
- 胆道がん
- 膵臓がん
- 胃がん
- 結腸がん
- 肺がん

良性疾患
- 子宮内膜症
- 子宮筋腫
- 良性卵巣腫瘍
- 腹膜炎
- 胸膜炎

など

**基準値より低値を示す場合**

- 粘液性卵巣がん
- 閉経後

など

### ●● 検査で何がわかる？

- CA125（糖鎖抗原125）は，モノクローナル抗体OC125が認識する糖タンパク．正常組織でも卵巣上皮，子宮内膜上皮，子宮頸管上皮，胸膜，腹膜，心嚢膜中皮細胞などの胎生期の体腔上皮に存在する．
- 腫瘍や炎症などにより胎生期体腔上皮が異常増殖すると，CA125の値が上昇する．とくに，卵巣がんや子宮内膜症への特異性が高いため，CA125値が上昇している場合，卵巣がんや子宮内膜症などの婦人科系疾患を疑う．
- 腫瘍細胞が原因でCA125値が上昇している場合，病状の進行度とCA125値は相関する．そのため，化学療法や放射線療法中の患者のCA125値が低下していれば，治療が有効であると評価できる．
- 逆に，低下したCA125値が維持されず，上昇している場合には，再発もしくは増悪していると判断される．

### ●● 観察・対応のポイント

- CA125は，子宮内膜症や腹膜炎などの良性疾患，胸水・腹水貯留，腸閉塞，骨折などでも上昇する．高値を示した場合には，ほかの関連する検査項目と合わせて判断する．
- とくに女性の場合には，性周期や妊娠などでも上昇するので，性周期や妊娠の有無を確認する．妊娠していないのに500 U/mL以上の高値を示す場合は，卵巣がんの可能性が高い．
- 卵巣がんの陽性率は80％と高いものの，粘液性卵巣がんではCA125を産生しないため，基準値より高値となることはない．したがって，確定診断にはCA72-4などほかの腫瘍マーカーや関連検査と合わせて総合的に判断する．

# CYFRA21-1（サイトケラチン 19フラグメント）
cytokeratin 19fragment

**検体：血清**

肺扁平上皮がんの腫瘍マーカー。肺の非小細胞がんなどが疑われる場合に実施され、補助診断や治療効果の評価、経過観察などを目的として行う。

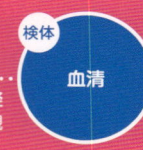

## 基準値
**3.5ng/mL以下**

### ●● 異常値を示す原因（疾患）

**基準値より高値を示す場合**

**悪性疾患**
- 肺扁平上皮がん
- 肺腺がん
- 肺小細胞がん
- 大細胞がん
- 食道がん
- 胃がん
- 大腸がん
- 肝細胞がん
- 卵巣がん
- 子宮頸がん
- 頭頸部がん

など

**良性疾患**
- 慢性肺疾患
- 肝炎
- 肝硬変
- 腎疾患

など

### 検査で何がわかる？

- CYFRA（サイトケラチン19フラグメント：CK19F）は，正常組織でもすべての上皮細胞に存在し，正常細胞では不溶性だが，がん細胞では可溶化して血液中に放出される．
- 血液中のCK19Fが基準値よりも上昇していれば，細胞が腫瘍化していることが推定できる．このCK19Fをモノクローナル抗体で測定するのがCYFRA21-1である．
- サイトケラチンは上皮細胞に特異的な分化認識タンパクで，扁平上皮がんに対して特異的である．したがって，がん細胞の増殖によりCK19Fが増加すれば，CYFRA21-1の値も上昇する．CYFRA21-1が高値を示しているときは，扁平上皮がんの可能性が高い．
- さらにCK19Fは，臓器特性が比較的高い．なかでも肺の扁平上皮がんで，CYFRA21-1が基準値よりも高値を示す時は，肺扁平上皮がんと考えることができる．
- CYFRA21-1で治療の奏功を確認することができる．術後や化学療法後に値が低下していれば，治療効果があると判断でき，逆に治療中も上昇を続けていれば，治療効果がなく進行していると考えられる．

### 観察・対応のポイント

- CYFRA21-1は，その特異性から原発の臓器や組織型を推定できるが，特定するには病理細胞診断が必要である．
- 比較的早期に陽性を示すものの，疾患の鑑別まではできない．そのため，SCCやNSEなどの検査と合わせて診断する．
- 腎・肝機能の低下によっても高値となる．疾患や症状の有無を確認する．

# SCC抗原（扁平上皮がん関連抗原）
squamous cell carcinoma antigen

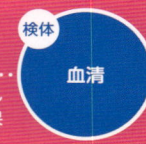

**検体：血清**

扁平上皮がんの腫瘍マーカー．子宮頸がんや肺扁平上皮がんなどの扁平上皮がんが疑われる場合に，補助診断や治療効果の評価，経過観察のモニターとして用いる．

## 基準値

### 1.5ng/mL以下

## 異常値を示す原因（疾患）

**基準値より高値を示す場合**

**悪性疾患**
- 子宮頸がん
- 肺扁平上皮がん
- 腟扁平上皮がん
- 外陰がん
- 皮膚がん
- 食道がん
- 頭頸部がん

など

**良性疾患**
- 肝炎
- 肺結核
- 慢性閉塞性肺疾患
- 気管支喘息
- 気管支炎
- 皮膚疾患
- 腎不全
- 透析患者

など

### 検査で何がわかる？

- SCC抗原（扁平上皮がん関連抗原）は，正常組織の扁平上皮細胞にもごくわずか存在する．しかし，がん扁平上皮細胞ではSCCが大量に産生され，血液中へと放出される．
- SCC抗原は臓器特異性が比較的高い．そのため，腫瘍の原発の臓器や組織型も推定できる．高値を示す場合は子宮頸がん，肺扁平上皮がん，食道がん，頭頸部がんなどを疑う．
- しばしば症状の再発に先行して，SCC抗原が上昇することがある．化学療法中にSCC抗原が低下していれば治療効果が認められるが，切除術後や化学療法後に再び上昇していれば再発が考えられる．

### 観察・対応のポイント

- SCC抗原は扁平上皮がんへの特異性は高いが，ほかの腫瘍マーカーと同様に，がんに特異的なものではない．良性炎症疾患でも上昇することがある．そのため，症状の有無やほかの関連する検査項目と合わせ，総合的な判断をする．
- 全身状態を観察し，とくに皮膚疾患や呼吸器疾患の有無を確認する．また，腎不全や人工透析によっても高値を示すことを念頭におき，検査データをみる．
- SCC抗原は正常な皮膚や唾液中にも存在する．そのため，毛髪や採血時の皮膚穿刺，会話での唾液の混入が原因で値が上昇し，偽陽性につながることもあるので，検体採取時には十分な注意が必要である．

# ProGRP（ガストリン放出ペプチド前駆体）
pro-gastrin-releasing peptide

検体：血清, 血漿

肺小細胞がんの腫瘍マーカー．肺がん，とくに肺小細胞がんが疑われるときに補助診断として実施されるほか，がんの進行度や治療効果の評価，経過観察，予後予測などを目的として行う．

## 基準値

**46pg/mL以下**

### 異常値を示す原因（疾患）

**基準値より高値を示す場合**

**悪性疾患**
- 肺小細胞がん
- 神経内分泌腫瘍
- 甲状腺髄様がん
- 肺カルチノイド腫瘍

など

**良性疾患**
- 腎疾患

### ●● 検査で何がわかる？

- GRP（ガストリン放出ペプチド）は，消化管ホルモンの分泌を促進させる神経ペプチドの1つで，強力な腫瘍組織の増殖因子でもある．肺小細胞がんにおいては，このGRPが産生される．
- GRPを測定することで，肺小細胞がんを推定できるが，GRP自体を検出することはむずかしい．そのため，前駆体であるProGRPが，同じように肺小細胞がんで産生されていることから，ProGRPの血中濃度により肺小細胞がんを疑う．
- 病態とProGRPの数値には相関関係が認められ，治療に対する反応により数値は変動する．数値が下降すれば治療の効果があり，逆に，上昇が続くようであれば，治療効果は認められないと考えられる．

### ●● 観察・対応のポイント

- 肺小細胞がんへの特異性は高いが，ほかの良性疾患でもProGRP値が上昇することがある．そのため，出現している症状やほかの関連する検査項目などから，総合的にアセスメントする．
- とくに，ProGRPは腎臓で代謝されると考えられているので，腎機能が低下すると代謝が阻害され，ProGRPが上昇する．腎機能に障害がある場合には，クリアランス値を確認する．
- ProGRP値は予後予測にも活用される．結果によって，患者やその家族への精神的なケアを行う．

# PSA（前立腺特異抗原）
## prostate-specific antigen

検体：血清

前立腺がんの腫瘍マーカー．前立腺がんが疑われるときに，スクリーニングとして行う．また，がんの進行度や治療効果の評価，経過観察などのモニターとして用いる．

### 基準値
**4.0ng/mL以下**

### 異常値を示す原因（疾患）

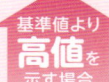

**基準値より高値を示す場合**

悪性疾患
- 前立腺がん

良性疾患
- 前立腺肥大症
- 前立腺炎

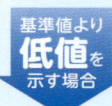

**基準値より低値を示す場合**
- 男性機能低下状態（精巣摘出後，男性型脱毛症用薬内服中など）

## ●● 検査で何がわかる？

- PSA（前立腺特異抗原）は，前立腺細胞，導管上皮細胞など，前立腺だけに局在する糖タンパク．腫瘍細胞よりも正常組織における産生量が多いが，腫瘍細胞の増殖に伴い血管が破壊されると，組織中のPSAが漏出することで，血液中のPSA値が上昇する．
- PSAは前立腺に特異的な抗原で，ほかの腫瘍細胞だけでなく，正常な細胞にも存在しない．
- 前立腺肥大症では，PSAを産生する組織が増えるために上昇し，炎症が起こっている場合には，血管の透過性が亢進するため，血液中に漏出するPSA量が増えることで上昇する．したがって，PSA値が高値を示している場合は，前立腺がん，前立腺肥大症，前立腺炎を疑う．
- PSA値とがんの病態とは相関関係にあり，高値であるほどがんである可能性が高い．4.0～6.0ng/mLで20～30％，10～20ng/mLで40～60％とされている．

## ●● 観察・対応のポイント

- 前立腺に特異的ではあっても，がんに対しても特異的というわけではない．PSAが高値を示した場合，前立腺がんだけでなく前立腺肥大症や前立腺炎の可能性もあるので，画像診断や病理診断，触診など，ほかの検査結果も合わせ，総合的に判断する．
- PSAの産生が男性ホルモンに影響を受けるため，年齢階層別の基準値を用いる．ただし，検査の際の刺激により偽陽性を示す場合もあるので，それを念頭に置いて値を見る．同時に，排尿障害，残尿感，血尿などの症状の有無を確認する．

# NSE（神経特異エノラーゼ）
neuron specific enolase

検体：血清

肺小細胞がんや神経芽細胞腫の腫瘍マーカー．肺小細胞がんや神経芽細胞腫が疑われるときに，その補助診断として行う．また，治療効果の評価や経過観察などのモニターとして用いる．

## 基準値

**10ng/mL以下**

## 異常値を示す原因（疾患）

**基準値より高値を示す場合**

**悪性疾患**
- 肺小細胞がん
- 神経芽細胞腫
- 神経内分泌腫瘍（脳腫瘍，インスリノーマ，ガストリノーマ，カルチノイド，甲状腺髄様がん，褐色細胞腫など）
- 乳がん
- 卵巣がん

など

**良性疾患**
- 気管支炎
- 肺結核
- 慢性肺疾患

など

## 検査で何がわかる?

- NSE（神経特異エノラーゼ）は解糖系酵素で，正常組織においても神経分泌細胞，血小板，赤血球，リンパ球にも存在する．
- NSEは，神経細胞に高い特異性を持つので，神経細胞に由来するがんで多量に産生される．そのため，神経芽腫や網膜芽細胞腫などの神経由来のがんで値が上昇する．
- 神経内分泌腫瘍の性格をもつ肺小細胞がんにおいても，特異的に高値を示す．
- NSEの値は病期を反映する．治療中にはその治療効果を評価でき，治療後には再発予測が可能となる．化学療法や放射線治療中に値が下降している場合には，治療効果があると考えられ，逆に上昇していれば，治療効果が認められず，がんが進行していると考えられる．切除術後や化学療法終了後に上昇すれば，再発の可能性がある．

## 観察・対応のポイント

- 肺小細胞がんで60～80％，小児神経芽細胞腫では80～90％と高い特異性を示すが，がんに特異的なものではなく，上昇していても良性疾患の場合もある．ほかの腫瘍マーカーや関連する検査項目などから，総合的に判断する．
- 神経内分泌細胞腫の場合には，その多くがホルモン産生腫瘍であるため，臓器関連ホルモンの測定も同時に行う．
- 肺小細胞がんでは，異所性ホルモン産生腫瘍の症状が出現することもある．関連ホルモンの測定，症状の出現の有無を観察する．

# SLX（シリアルSSEA-1）
sialyl stage-specific emboryonic antigen-1, sialyl lewis x-I antigen

各種腺がんの腫瘍マーカー。肺がんや膵臓がん、胆道系がん、卵巣がんなど、主に腺がんが疑われる場合に、そのスクリーニングのために行う。また、化学療法の治療効果の評価、手術後の再発の有無、経過観察、さらに転移の有無の確認などに用いる。

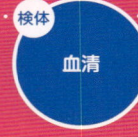

**検体**：血清

## 基準値
**38U/mL以下**

### 異常値を示す原因（疾患）

**基準値より高値を示す場合**

**悪性疾患**
- 肺腺がん
- 肺非腺がん
- 膵臓がん
- 卵巣がん
- 胆嚢がん・胆管がん

など

**良性疾患**
- 呼吸器疾患

## 検査で何がわかる?

- SLX(シリアルSSEA-1)は,細胞表面糖鎖抗原の1つで,胎児性の糖鎖抗原でもある.そのため,がん細胞において産生され,血液中へと放出される.したがって,SLXが高値を示す場合は,なんらかのがんを疑う.
- 病期の進行に伴い,陽性率が高くなるので,進行度を評価できる.100U/mL以上では,がんである可能性がきわめて高い.
- 陽性率はそれほど高くはないが,がんに対する特異性は高い.そのため,がんと診断された後では,その値の変動から治療効果の評価や,経過観察のモニタリングとして有用である.
- 化学療法や放射線治療中に値が下降している場合は,治療効果があると考えられ,逆に上昇していれば,治療効果が認められず,がんが進行していると考えられる.
- がん細胞の表面に出現したSLXは,がん細胞と血管内皮細胞との接着に関与する重要な因子であるため,血行性転移能を評価することができる.

## 観察・対応のポイント

- がんへの特異性は高いものの,気管支炎や気管支拡張症などの慢性肺疾患でも値が上昇することがある.ほかの腫瘍マーカーや,良性疾患の症状の出現の有無,関連する検査項目などから,総合的に判断する.
- がんの診断後は,症状の出現・変化の有無を観察しながら,SLXの継続的なモニタリングで,疾患の進行度や治療経過を把握する.

# 5章

# 一般検査

① 尿検査
② 便検査
③ 穿刺液・摂取液検査

# 尿量/尿色
volume of urine/color of urine

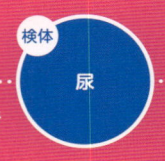

検体：尿

1日（24時間）の尿量，排尿回数，尿の色，浮遊物，沈殿物をみることで，腎機能や尿路，水分出納に異常がないかを調べる．

## 基準値
**尿量　1,000～1,500 mL/日**
**尿色　　透明な淡黄色～黄褐色**

### ●●● 異常値を示す原因（疾患）

**尿量**
- 多尿⇒糖尿病　尿崩症　萎縮腎　アミロイド腎　低カリウム症　高カルシウム血症　など
- 無尿⇒腎炎・ネフローゼ症候群などの重症時　結石・腫瘍などによる尿路閉鎖　不適合輸血　ショック　など
- 乏尿⇒急性腎炎　ネフローゼ症候群　腎不全無尿期　心不全　急性熱性疾患　高度の嘔吐，発汗，下痢　など
- 尿閉⇒前立腺肥大　膀胱・尿管腫瘍　結石症　輸尿管屈曲　など

**尿色**
- 無色⇒糖尿病　尿崩症　など
- 淡色⇒腎臓疾患　急性腎不全　心因性多尿　など
- 水様～淡黄色⇒希釈尿　など
- 白濁⇒腎臓・尿路感染症　など
- 緑黄色⇒肝臓・胆の疾患　など
- 茶褐色～暗赤色⇒血尿　ミオグロビン尿　ポルフィリン尿　ヘモグロビン尿　など
- 暗褐～黒色⇒メラニン尿　アルカプトン尿　血尿　ヘモグロビン尿　ミオグロビン尿　など
- 茶褐色⇒肝臓疾患　など

### ●●● 検査で何がわかる？

- 尿は腎臓で生成・濃縮されるため，1日の尿量で腎臓の機能を予測することができる．
- 体内の水分が少ない場合，腎臓では水分を排泄しないように調節され，尿量は減少する．逆に水分量が多くなると，尿として排泄される．
- 尿糖陽性は血糖が一時期ある閾値の濃度を超えていることを意味する．
- 通常尿中に大きなタンパク質は出てこない．尿中タンパク陽性は糸球体疾患，尿細管疾患，その他尿路疾患を疑う．

### ●●● 観察・対応のポイント

- 検尿は最も侵襲のない検査である．
- 尿量は飲水量，発汗量と照合する．
- 尿中ウロビリノーゲンの増加は肝疾患も疑う．
- 尿中に血液は出てこない．血尿溶血陽性は，糸球体疾患，尿細管疾患，尿路膀胱炎，尿道疾患を疑う．

# 尿比重
specific gravity of urine

検体：尿

尿中に含まれる物質（尿素・食塩・タンパク・糖など）の比重を測ることで，腎臓の尿の希釈・濃縮力の指標となる検査．また，脱水状態か水分過剰摂取か，異常物質の排泄がないかを知る．

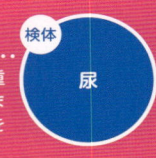

## 基準値

### 1.015〜1.030

## ●● 異常値を示す原因（疾患）

**基準値より高値を示す場合**

**高比重尿（1.030以上）**
- 水分摂取制限
- 高張液輸液後
- 脱水症
- 腎不全無尿症

など

**基準値より低値を示す場合**

**低比重尿（1.010以下）**
- 水分大量摂取
- 利尿薬投与
- 尿崩症
- 腎不全利尿期
- 腎盂腎炎

など

### 検査で何がわかる?

- 腎臓は，水分の摂取量により尿の希釈と濃縮の調節を行う．そのため健常者では，水を大量に摂取した場合，尿は希釈されるために尿比重は低下し，水分摂取量が少ない場合は高くなる．したがって，尿量と尿比重は反比例する．
- 脱水状態の場合，水分を必要以上に排出しないように腎臓が調節しているため，濃縮尿となり，比重は高くなる．
- 腎臓に障害がある場合，一般的に濃縮力は低下し，低比重となり，尿量も少なくなる．
- 希釈・濃縮の調節は，主に下垂体後葉ホルモンの一つのADH（抗利尿ホルモン）が腎臓に作用して行う．ADH分泌不全，ADH不応性の尿崩症では，尿の濃縮が起こらずに低比重となり，尿細管の再吸収機能が低下し，多尿となる．

### 観察・対応のポイント

- 尿比重は，水分の摂取量により変動するため，必ず尿量との関連や水分摂取，水分出納バランスをみる．
- 尿の溶存物質である尿タンパクや尿糖もあわせてみる．
- 造影剤や抗菌薬，血漿増量剤などが尿中に存在することにより，高値を示すこともある．また，利尿薬により低値となる．
- 尿比重の正確度を高めるために，尿中に含まれている物質の数を確認できる尿浸透圧が測定される．
- 患者には検査前や検査中の水分摂取について，しっかり説明する．

# 尿pH
pH estimation of urine

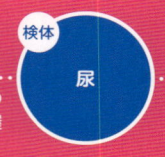

検体：尿

尿が酸性かアルカリ性であるかを調べることで、腎臓などの尿路の異常を知る。また、酸塩基平衡の状態を大まかに把握することができる。

## 基準値

**5.0～8.5**

### 異常値を示す原因（疾患）

**アルカリ性尿のとき**
- 代謝性アルカローシス
- 呼吸性アルカローシス
- アルカリ性食品の摂取
- 薬物の投与・摂取
- 尿路の細菌感染症

など

**酸性尿のとき**
- 代謝性アシドーシス
- 呼吸性アシドーシス
- 腎尿細管性アシドーシス
- 酸性食品の摂取
- 薬物の投与・摂取

など

### 検査で何がわかる?

- 尿が酸性かアルカリ性かを調べる検査.
- 尿採取から検査までの時間により尿pHは変動する. 食餌により値が変動する.
- 体内のpHの影響を受ける. 体内のpHが酸性傾向のコントロール不良の糖尿病, 飢餓, 乳酸蓄積状態では尿pHも酸性傾向（pH↓）となる. 低換気状態（呼吸性アシドーシス→pH↓）でも尿pHは酸性傾向（pH↓）となる.

### 観察・対応のポイント

- 尿pHは生理的変動が大きいため, 血液ガスや尿電解質などの検査や, 症状などと組み合わせて観察することが大切である.
- 尿路感染の有無や, 検査値に影響するような服用薬を把握し, 患者に服用中の薬剤を確認する.
- 食後1時間以内ではアルカリ性となる. 摂取した食物や運動などによっても, 値は変動する. 植物性食品（野菜・果物類）の多量摂取ではアルカリ性に傾き, 動物性食品（肉類）の多量摂取では酸性に傾く. また, 激しい運動後, 睡眠中は換気が低下し, 二酸化炭素が蓄積されるために酸性に傾く. そのため, 検査前にこれらのことを患者に確認する.
- 尿路結石症の治療において, 結石を溶解するために, 薬剤や食事などにより, 尿pHをアルカリ性に誘導する場合もある.

# 尿タンパク
protein in urine

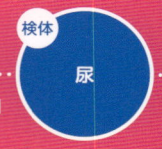

検体：尿

腎臓や尿路系に異常があると出現する, 尿中のタンパクを測定することで, 腎障害の有無を調べる.

## 基準値

**定性：陰性（－）**
**定量：10〜100mg/1日尿**

### ●● 異常値を示す原因（疾患）

尿タンパク陽性
- 生理的タンパク尿⇒起立性　一過性（発熱, 入浴後, 激しい運動後）など
- 病的タンパク尿⇒糸球体腎炎　IgA腎症　ネフローゼ症候群　腎硬化症　腎盂腎炎　腎結核　腎尿細管障害　糖尿病性腎症　ループス腎炎　下部尿路の出血・炎症・浮腫　など

*健常者でも一定量のタンパク質は検出される. 一定量を超えると病的状態を疑う.
発熱, 運動直後, 過度の運動後でも陽性になることがある
蛋白尿の原因は3種類に大別される.
1. 腎前性タンパク尿：血清中のタンパク質が増加（多発性骨髄腫, 筋挫滅）によるもの
2. 腎性タンパク尿：腎臓の異常によるもので, 糸球体性異常, 尿細管異常がある
3. 腎後性タンパク尿：尿管, 膀胱, 尿道障害（尿路炎症, 尿路結石）によるもの

## 検査で何がわかる?

- 血液中のタンパク質は、腎臓の糸球体で濾過された後、その多くは尿細管で再吸収され、わずかな量が尿中に排泄されている。そのため、一定量以上のタンパク質が尿中から検出されると、腎機能に異常があると考えられる。
- また、タンパク質の過剰生成や過剰分泌が原因で、高値となることもある。肝臓に由来する糖タンパクなど、検出されるタンパク質の種類により、原因が推測できる。
- 糸球体のろ過機能低下による「糸球体性タンパク尿」は、糸球体基底膜のふるいの目が粗くなるために、血清タンパクが多量に洩れ出すことで起こる。
- 腎臓の尿細管上皮の病変があり、タンパク質が再吸収されずに尿に取り残される場合を、「尿細管性タンパク尿(尿中$\beta_2$ミクログロブリンなど)」という。
- 腎臓そのものに異変がない腎前性*タンパク尿には、肝臓に由来する糖タンパク、低分子タンパク質などである。
- また、溶血が原因で起こるヘモグロビン尿、骨格筋の障害があるときにみられるミオグロビン尿がある。

## 観察・対応のポイント

- 起立時や激しい運動時、発熱時、月経前、食後など、健常者でもみられる一過性のタンパク尿もある。そのため、患者の状態を把握し、病的なタンパク尿と、生理的タンパク尿を区別する。
- 尿タンパクは、持続的に出るとは限らず、また誤診もあるため、必要に応じて再検査を行う。

\*:腎臓には異常がないという意味で「腎前性」という言葉を使う。

# 尿糖
glucose in urine

検体：尿

尿中のブドウ糖の有無や含有量を調べることで，糖尿病のスクリーニング検査を行う．また，腎性糖尿の補助診断として用いる．

## 基準値

**定性：陰性（−）**
**定量：200 mg/1日尿前後**

### 異常値を示す原因（疾患）

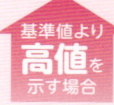

**基準値より高値を示す場合**

血糖も高値のとき
- 糖尿病
- 下垂体機能亢進症
- 甲状腺機能亢進症
- 副腎機能亢進症
- 肝疾患
- 中枢神経疾患
など

血糖は正常なとき
- 腎性糖尿

*尿糖陽性は，尿採取前に高血糖状態にあったことを意味する（腎機能低下の場合は糖の再吸収が低下するために尿中に糖が出現する＝腎性糖尿）．

### 検査で何がわかる？

- 血液中の糖（グルコース）は，腎臓の糸球体で濾過された後，約95％が尿細管で再吸収される．しかし，糖の再吸収能力には限りがあり（糖排泄閾値），血糖値が180mg/Lを超えると，吸収できずに尿中に排泄される．そのため，尿糖が高い場合，糖尿病を疑う．
- 動脈硬化を伴った糖尿病の場合，腎臓の糖排泄閾値が高くなる．そのため，起床直後の血糖値が高くても，尿糖は高値を示さないことがある（特に早朝尿の場合）．
- 糸球体の再吸収能力が低下した場合，血糖値が正常範囲でも糖が検出される．これを腎性糖尿という．
- 起床直後は血糖レベルが最も低いため，糖が検出されにくい．そのため，尿糖が高値であれば糖尿病である可能性が高い．食後2時間の尿は，血糖レベルが最も上がるため，糖が検出されやすい．

### 観察・対応のポイント

- 糖分の多い食品を過剰摂取した場合も，尿糖は検出されるので，患者に確認する．
- 糖尿病の診断は，尿糖だけでなく，血糖，ブドウ糖負荷試験，ヘモグロビンA1c検査などから総合的に行う．
- 腎性糖尿は糖尿病に移行する場合があるため，経過に注意する．
- 口渇，多飲，体重減少，倦怠感などの糖尿病の随伴症状に注意する．

# ケトン体
ketone body

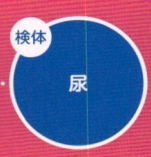

**検体：尿**

糖の代替エネルギーであるケトン体の，尿中の存在を確認することで，糖尿病のスクリーニング検査や，糖尿病の治療効果の指標とする．内科領域で広く実施される．

## 基準値

**陰性(−)**
**2.0mg/dL以下**

### 陽性を示す原因（疾患）

**陽性**
- 糖尿病
- 腎性糖尿
- 飢餓状態
- 甲状腺機能亢進症
- 発熱
- 妊娠

など

## 検査で何がわかる？

- ケトン体はアセト酢酸，β-ヒドロキシ酪酸，アセトンの総称で，検査では主にアセト酢酸が測定される．
- ケトン体はエネルギー源であるブドウ糖が不足したり，糖代謝に異常があった場合，代替エネルギー源として，肝臓で脂肪酸をβ酸化して産生される．そのため，尿中の一定量以上のケトン体の存在は，糖尿病や飢餓状態を示唆する．
- 妊娠高血圧症候群や，小児の高度の嘔吐・下痢による脱水，甲状腺機能亢進症などの代謝亢進によっても高値を示す．
- ケトン体自体が血液を酸性に傾ける作用があり，大量のケトン体の存在は，血液を酸性化する．つまりアシドーシスに導く．

## 観察・対応のポイント

- ケトン体が高値を示す場合は，糖尿病性ケトアシドーシスである可能性が高い．糖尿病昏睡に陥る危険性があるため，意識障害など，患者の状態を観察する．
- 過度の空腹時や，激しい運動後に高値を示す場合もある．また，脂肪食の過剰摂取や脱水症など，食事の摂取状況の影響を受ける．そのため，患者に食事や水分摂取状況，運動などについて確認する．
- セフェム系抗菌薬で偽陽性を示すこともある．そのため，患者に服用薬剤を確認する．

# ビリルビン
bilirubin

# ウロビリノゲン
urobilinogen

検体：尿

尿中のビリルビン，ウロビリノゲンを調べることで，肝臓・胆道系疾患のスクリーニングを行う．また，経過観察に用いられる．

## 基準値
**ビリルビン　定性：陰性（−）**
**ウロビリノゲン　（±）または0.5〜2.0mg/日**

### 異常値を示す原因（疾患）

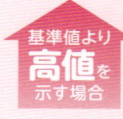

**基準値より高値を示す場合**

**ビリルビンが陽性**
- 肝炎
- 肝硬変
- 肝がん
- 結石
- 胆嚢炎
- 膵頭部腫瘍
- 体質性黄疸

など

**尿ウロビリノゲンが陽性**
- 赤血球崩壊亢進症
- 便秘
- 腹部術後
- 肝硬変
- 急性肝炎初期と回復期
- 急性ポルフィリン尿

など

**尿ウロビリノゲンが陰性**
- 胆石
- 胆道系腫瘍
- 肝内胆汁うっ滞
- 重症肝炎
- 抗生物質の大量服用
- 下痢
- ループス腎炎
- 結石
- 炎症
- 外傷
- 腫瘍

など

### ●●● 検査で何がわかる？

- ウロビリノゲンはビリルビンの代謝産物である．
- 赤血球中のヘモグロビンが脾臓や骨髄などで破壊され，肝臓で直接（抱合型）ビリルビンとなり，胆汁に入り胆道を経て十二指腸に排泄される．
- 胆汁の十二指腸への排泄が障害される肝炎や閉塞性黄疸では，肝内毛細胆管内に胆汁がうっ滞し，直接（抱合型）ビリルビンが血液中に入り，腎臓の排泄閾値を超えると尿中に排泄される．そのため，尿中ビリルビンが陽性となる．
- 胆汁から排泄された直接（抱合型）ビリルビンは，腸内細菌によりウロビリノゲンとなる．その大部分は，便中に排泄されるが，一部は腸管で血液中に再吸収され，腎臓より排泄される．
- 肝機能障害があると，ビリルビン量も増え，結果的に腸管より再吸収される．ウロビリノゲンも増加し，尿中に大量に排泄されることになる．
- 胆石などの胆道閉塞では，ビリルビンを含む胆汁が腸に排泄されないため，ウロビリノゲンが生成されない．そのため，ウロビリノゲンが陰性となり，反対に尿中ビリルビンは陽性となる．

### ●●● 観察・対応のポイント

- 健常人でも，微量のビリルビンとウロビリノゲンは，尿中に排泄される．ウロビリノゲンは，疲労や飲酒，発熱などで増加することがある．また，日内変動も大きい．
- 尿の色はビリルビンを含むと深黄褐色となり，振ると泡も黄色になるという特性をもつ（黄疸尿）．

# 尿中β₂-ミクログロブリン
β₂-MG；β₂-microglobulin

**検体**：尿

糸球体濾過機能または尿細管再吸収機能の低下により、血中・尿中で増加するβ₂-ミクログロブリンの尿中量を測定することで、腎尿細管障害の指標とする．

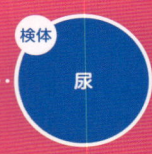

## 基準値

**16〜518μg/L（随時尿）**
**30〜370μg/日（蓄尿）**

### 異常値を示す原因（疾患）

**基準値より高値を示す場合**

- 尿毒症
- 慢性腎不全
- 糖尿病性腎症
- 悪性腫瘍
- 自己免疫疾患
- 肝疾患
- 尿細管アシドーシス
- 急性尿細管壊死

など

### 検査で何がわかる？

- $\beta_2$-ミクログロブリン（$\beta_2$-MG）は，体細胞から血清中に放出される，低分子血漿タンパクであるため，腎臓の糸球体をそのまま通過するが，近位尿細管で99％以上が再吸収される．
- 尿細管に障害があり，近位尿細管再吸収機能が低下すると，尿中に$\beta_2$-MGが排泄され，高値となる．
- 悪性腫瘍や自己免疫疾患，肝疾患などにおいては，$\beta_2$-MGが過剰に産生されるため，血中濃度が高くなり，尿細管での再吸収機能の閾値（4.5mg/L以上）を超えて，尿中に排泄され高値となる．

### 観察・対応のポイント

- 血中の$\beta_2$-MGも合わせてみる．比較的早期の糸球体機能低下でも，血中$\beta_2$-MG値は上昇する．そのため，尿中の$\beta_2$-MGは正常でも，血中$\beta_2$-MGは高値となる場合がある．
- pHが5.5以下の酸性尿では，酸性プロテアーゼにより分解され，低値になることがある．そのため，欧米ではpHの影響を受けない，$\alpha_1$-MGを検査することが一般的である．$\alpha_1$-MGは，$\beta_2$-MGと同じく低分子血漿タンパクで，主に肝臓で産生される．
- 妊娠や運動により，増加する傾向がある．また，日内変動が大きく，活動性の高い午前中から午後にかけて増加する．
- 抗菌薬や抗がん薬などによる薬剤性の腎尿細管障害もある．そのため，患者に服薬中の薬剤を確認する．

# 尿中Nアセチル-β-D-グルコサミニダーゼ
NAG：N-acetyl-β-D-glucosaminidase

**検体：尿**

尿細管が傷害されると尿中に排泄される加水分解酵素であるNAGを測定することで，尿細管障害の早期発見や，腎移植後などのモニタリングに用いる．

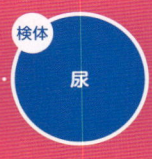

## 基準値

### 1.0〜6.3U/g・Cr（随時尿）

## 異常値を示す原因（疾患）

**基準値より高値を示す場合**

- ネフローゼ症候群
- 急性腎不全
- 糸球体腎炎
- 糖尿病性腎症
- 薬物による腎障害
- 間質性腎炎

など

## 検査で何がわかる?

- 尿中Nアセチル-β-D-グルコサミニダーゼ（NAG）は，前立腺と腎，とくに近位尿細管上皮細胞に多く含まれる．
- NAGの分子量は比較的大きく，健常者の場合，血清中のNAGは尿中にほとんど排泄されない．しかし，腎尿細管や糸球体が障害を受けると，NAGが逸脱するため，尿中に漏出する．
- 尿タンパクが陰性を示すような，尿細管障害の軽い時期でも，NAGは尿中に逸脱するため，腎病変の早期発見に有用である．
- また腎移植後のNAGの上昇は，拒絶反応の指標となる．薬物（鎮痛剤など）による腎障害，上部尿路感染の指標としても用いる．
- 尿タンパクの排泄が増加すると，糸球体・尿細管の病態がない場合でも，尿細管上皮が反応し，尿中のNAGが増加する．
- 一方，腎障害が進むと，NAGを産生する尿細管上皮細胞が減少するので，尿中のNAGは減少する．

## 観察・対応のポイント

- BUNやCr，尿中β₂ミクログロブリンなどの，他の腎機能検査をあわせて評価する．
- 薬剤投与直後にNAGが上昇した場合，腎不全に移行しやすいため，症状の出現に注意する．
- 日内変動があり，早朝に高値で，日中から夜間では低値となる．そのため，24時間蓄尿で検査を行うことが望ましい．
- 細菌増殖などにより，pHがアルカリ性に傾いた場合，低値を示すことがある．

# 尿中微量アルブミン
urine albumin

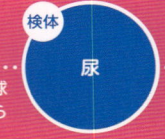

検体：尿

微量に存在する尿中のアルブミンを測定することで、腎糸球体障害，とくに糖尿病性腎症の早期発見，早期診断に用いられる．

**基準値**

## 30mg/日以下（蓄尿）
## 30mg/L未満（随時尿）

### 異常値を示す原因（疾患）

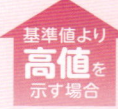

**基準値より高値を示す場合**

- 糖尿病性腎症
- 糸球体腎炎
- ループス腎炎
- ネフローゼ症候群

など

### 検査で何がわかる？

- 血液中のタンパク質は、腎臓の糸球体で濾過された後、その多くは尿細管で再吸収され、わずかな量が尿中に排泄される.
- 尿タンパクの主成分はアルブミンである. 腎機能の障害により、糸球体血管壁の透過性が亢進されると、血漿タンパク、なかでも分子量が大きいアルブミンが多量に尿中に漏出する.
- とくに、糖尿病腎症では、早期から微量のアルブミンが尿に漏出する. しかし、通常の尿検査では検出できない. そのため、糖尿病腎症の早期発見に有用な検査として、糖尿病患者に定期的に実施される.
- 尿中アルブミンは、高血圧、心不全などでも出現する. そのため、尿中アルブミン高値は心血管系疾患のリスクだと考えられる.

### 観察・対応のポイント

- 糖尿病の3大合併症の一つ、糖尿病性腎症を早期に発見するため、糖尿病患者では定期的に値をみることが大切である.
- 尿中アルブミンは、日内変動や過度な運動、発熱、妊娠、月経など、生理的な変動が大きい. そのため、24時間蓄尿して、1日の排泄量を調べるのが望ましい. しかし、早朝尿や随時尿で検査する場合もある.
- 変動の少ない尿中クレアチニンを測定し、尿中アルブミンの値を補正することで、より正確に判定することができる（「アルブミン/Cr（クレアチニン）比」）.
- 全身倦怠感や悪心・嘔吐、手足のしびれなどの神経症状など、糖尿病性腎症の症状に注意する.

# 尿潜血反応
uric blood

**検体：尿**

尿の濾過臓器に異常があると，尿中に混入する赤血球，ヘモグロビン，ミオグロビンを調べることで，慢性腎炎や泌尿器系腫瘍，結石，溶血性疾患のスクリーニング検査を行う．

## 基準値

### 陰性（−）

## 陽性を示す原因（疾患）

**陽性**

**血尿**
- 急性糸球体腎炎（とくに溶連菌感染症後糸球体腎炎）
- 膀胱炎
- IgA腎症
- ループス腎炎
- 結石
- 炎症
- 外傷
- 腫瘍

など

**ヘモグロビン尿**
- 不適合輸血
- 溶血性貧血
- 播種性血管内凝固症候群（DIC）
- 重度の熱傷

など

**ミオグロビン尿**
- 骨格筋崩壊
- 心筋梗塞

など

*尿潜血陽性は，腎尿路疾患を疑わせる指標である．
腎性：糸球体性血尿（糸球体性腎炎，ネフローゼ症候群）と非糸球体性血尿（腎結石，腎がん，腎外傷，腎梗塞）
尿路（尿管・膀胱・尿道）性：尿管・膀胱・尿道の結石，尿管・膀胱・尿道の腫瘍，外傷，炎症，前立腺肥大，前立腺がんなど

## ●● 検査で何がわかる?

【血尿】
- 腎臓,尿管,膀胱などの尿路に異常があると,尿に血液が混入する場合があり,これを「血尿」という.尿潜血反応は陽性を示す.
- 赤〜赤褐色尿で,目で見て明らかに血尿がわかる場合を「肉眼的血尿」という.それに対し,尿潜血は「顕微鏡的血尿」といい,通常,肉眼的血尿が認められないときに行われる.

【ヘモグロビン尿】
- 血管内溶血により出現したヘモグロビンが,尿中に現れることがあり,これを「ヘモグロビン尿」という.溶血性貧血,不適合輸血(急性期),播種性血管内凝固症候群(DIC)の急性期で陽性となる.

【ミオグロビン尿】
- 心筋梗塞や外傷による筋肉の損傷で,心筋と骨格筋中の酵素結合タンパクであるミオグロビンが尿中に漏出するため,陽性となる.これを「ミオグロビン尿」という.

## ●● 観察・対応のポイント

- 尿潜血が陽性の場合,尿沈渣検査を行う.潜血反応が陽性でも,尿沈渣で赤血球の存在が認められない場合,ヘモグロビンもしくはミオグロビンが尿中に漏出している可能性がある.
- 腹部X線,腹部エコーを行い,腎,尿管,膀胱などの病変を検索する.慢性腎臓病(CKD)の場合,尿タンパクと血尿が検出されれば,糸球体腎炎の可能性が高い.
- 女性の場合は月経血が混入し,陽性となる場合があるため,生理中,生理後(1〜2日)の検査実施を避ける.

# 尿沈渣
urinary sediment

検体：尿

尿を遠心して得られる沈殿物を顕微鏡で調べることで, 有形成分の種類や数, 形状などから, 腎・尿路疾患の診断や経過観察に用いる. 主に尿タンパク, 尿潜血が陽性の場合に実施される.

## 基準値

**赤血球　1/HPF以下**
**白血球　男性1/HPF以下　女性5/HPF以下**
　※HPFは顕微鏡下の400倍での1視野に見えた細胞の数

### 異常値を示す原因（疾患）

**基準値より高値を示す場合**

赤血球
- 均一赤血球 ⇒ 炎症, 結石, 腫瘍, 外傷　など
- 変形赤血球 ⇒ 腎炎, IgA腎症　など

白血球
- 好中球 ⇒ 尿路の感染, 炎症, 腫瘍, 結石　など
- 好酸球 ⇒ 間質性腎炎, アレルギー性膀胱炎　など
- リンパ球 ⇒ 慢性感染症, 腎炎, 乳び尿　など
- 単球 ⇒ 慢性感染症, 薬物性障害　など

## 検査で何がわかる？

- 尿沈渣でみられる有形成分は，血球成分（赤血球・白血球），上皮細胞，各種円柱，細菌，結晶，酵母，寄生虫などである．それらの有形成分の有無や量をみることで，腎・尿路系の障害の原因や程度などを推定する．
- 尿沈渣中の赤血球は血尿を示し，赤血球に特有な形状がみられる「変形赤血球」は糸球体の病変を示す．通常の赤血球は「均一赤血球」とよばれ，これらが検出されると，糸球体の病変以外の原因がある可能性が高い．
- 尿中の白血球は，腎・尿路系に炎症性病変があることを示す．したがって，膀胱炎の場合は，尿沈渣で白血球や細菌の存在が確認できる．
- 異形細胞が検出された場合，腎・尿路系の腫瘍を疑う．

## 観察・対応のポイント

- 尿タンパク，尿糖，尿pH，尿潜血などの結果をあわせてみる．
- 尿の外見だけでは，尿沈渣成分はわからない．たとえば，濁っていない尿でも，尿沈渣では病的な成分が検出されることがある．また，混濁尿の場合でも，病的ではない結晶成分しか検出されないことがあるので注意する．
- 採尿時は，外尿道口からの細菌の混入を防ぐため，陰部を十分に清拭し，中間尿を採取する．
- 月経時は，沈渣成分に影響するため検査実施を避ける．

# 便潜血反応
## defecate blood

**検体：便**

便中に含まれる血液から，消化管出血の有無を調べる検査．とくに近年，大腸がんのスクリーニング検査として行われている．主に化学法と免疫法の検査方法があるが，最近では免疫法が主流である．

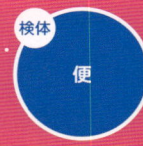

### 基準値

## 陰性（−）

### ●●● 陽性を示す原因（疾患）

**陽性**

免疫学的便潜血検査（便中ヒトヘモグロビン検査）
- 陽性 ⇒ 下部消化管出血
- 偽陰性 ⇒ 上部消化管出血，トイレ洗浄剤の混入

など

化学的便潜血検査（グアヤック法，オルトトリジン法）
- 陽性 ⇒ 上部消化管出血，下部消化管出血
- 偽陽性 ⇒ 動物性タンパク質，生鮮野菜摂取，薬物服用

など

### 検査で何がわかる？

- 消化管の管腔側から出血すると，便の中に血液が混入する．出血が多い場合には，肉眼的血便（タール便，暗赤色・鮮紅色の顕血便）となるが，出血が少量の場合には肉眼的に変化がみられないことが多い．便の潜血反応を行うことで，消化管出血の有無を確認する．
- 炎症性の腸疾患や，痔核や裂肛などの肛門の炎症でも陽性となる場合がある．
- 化学的便潜血検査（化学法，グアヤック法，オルトトリジン法）は，便中の血液成分の反応を利用するため，食事などが影響し，偽陽性になりやすい．
- そのため，便中のヒトヘモグロビンに特異的に反応を示す免疫学的便潜血検査（免疫法）が，最近では主流である．
- しかし，上部消化管出血の場合は，胃酸やタンパク分解酵素などで，ヘモグロビンが変性・分解されてしまうため，検出が難しくなる．

### 観察・対応のポイント

- 肉眼でも便の性状を確認し，痔や月経などによる血液の混入に注意する．
- 早期のがんでは継続的に出血しないため，連続2～3回検査したほうが検出率は高い．また，採取した範囲外の便に血液が含まれている可能性もある．他の所見で疑いがある場合は，反復検査をする．
- 免疫法では，トイレ洗浄剤などで偽陰性になることがある．そのため，便の採取に注意する．便潜血反応陽性の場合，内視鏡などによる消化器疾患の検索を行う．

# 寄生虫・虫卵検査
parasite

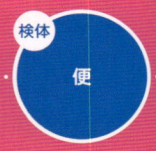

検体：便

寄生虫感染を調べる検査. 便中の寄生虫卵や虫体を顕微鏡で検出し, 判定する. 寄生虫の種類により, 実施される検査法が異なる.

## 基準値

**陰性（−）**

### ●● 陽性を示す原因（疾患）

**陽性**

陽性
- 腸管寄生虫
- 赤痢アメーバ
- ジアルジア症
- アメーバ症

など

## 検査で何がわかる?

- 寄生虫が消化管に寄生し産卵すると，便中に虫卵が排泄される．寄生虫の種類により，適した検査法がある．
- 米粒大の便を顕微鏡で調べる直接塗抹法は，産卵数が多い回虫卵の検出に適している．
- 産卵数が少ないと考えられる場合，また，産卵数の少ない寄生虫卵（鞭虫卵，吸虫卵，鉤虫卵，東洋毛様線虫など）の場合は，集卵法を用いる．
- 蟯虫は肛門周囲に産卵するため，蟯虫卵の検出にはセロファンテープ法がよく用いられる．
- アメーバ赤痢をひき起こすアメーバ原虫が，糞便から検出された場合，赤痢アメーバやアメーバ症に感染している可能性が高い．

## 観察・対応のポイント

- 寄生虫感染では，消化器系障害や神経障害などがみられる．時に重篤な症状を引き起こすことがあるので，症状の出現に注意する．
- 適切な検査を行うため，海外渡航歴の有無や渡航先，食事内容，飼育しているペットなどの情報を収集する．
- 熱帯地域など，腸管寄生虫病が蔓延している地域に滞在後，下痢や粘血便などの症状がみられた場合は，アメーバ原虫の感染を疑う．
- 水様性下痢便を繰り返している場合は，性感染による赤痢アメーバの可能性もある．
- 家族が感染している可能性があるため，家族にも検査を勧める．

# 便性状
stool conditio

検体：便

便の形や硬さ，色調などを観察し，消化管の疾患を推定する．食物を摂取し，排泄されるまでの腸管の消化・吸収・分泌の状態などが反映される．

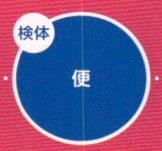

### 基準値
**形・硬さ　固形便（正常）**
**色調　　　黄褐色（正常便）　褐色（正常便：肉食が多いとき）　黄緑色（正常便：菜食が多いとき）**

### ●●● 異常を示す原因（疾患）

形・硬さ
- 下痢便⇒腸管の蠕動亢進，炎症により水分の吸収が不十分なとき　など
- 水様便⇒腸管の蠕動亢進，継続する場合は，寄生虫などの可能性　など
- 硬便⇒便秘
- 兎糞便⇒便秘
- 変形便⇒下部消化管の痙攣，がんの狭窄時　など

色調
- 黄色⇒下痢便，脂肪便，薬物服用　など
- 緑色⇒下痢便，大量の葉緑素食品摂取　など
- 黒色⇒消化管出血，鉄剤の服用　など
- 黒色のタール便⇒上部消化管出血，小腸の出血　など
- 赤色⇒下部消化管出血　など
- 灰白色⇒胆道閉塞，バリウムの服用　など
- 灰白色で軟便⇒脂肪便：胆汁排泄不足による脂肪の消化の障害　など

### ●●● 検査で何がわかる？

- 正常な便は黄褐色の有形便で，臭気は強くないが，さまざまな要因で便の性状は変化する．便の色，硬さ，形状など，便の性状から，腸管の消化・吸収・分泌の状態，出血や炎症の有無を推定する．
- 便の色やにおいは，食事内容や腸内の滞留時間によっても異なる．褐色が強い場合，腸内滞留時間が長いか，動物性脂肪を多く含んでいる可能性がある．
- 上部消化管などに出血がある場合，血液が酸化されることで黒色を呈する（タール便）．鮮血が便に混じる場合は下部消化管からの出血や痔核，肛門裂傷による出血を疑う．
- 特徴的な便の性状を示す疾患には，アメーバ赤痢（イチゴゼリー状の粘血便），コレラ（米のとぎ汁様の臭気のない水様便）がある．

### ●●● 観察・対応のポイント

- 便の色，硬さ，形状，匂い（腐敗臭・酸臭・精液臭），膿や血液が混じっていないかなどを観察する．
- 食事・飲水の内容や水分摂取量，排便回数を確認する．
- 腹痛の有無，部位や程度，腹部膨満の有無，腸蠕動音，黄疸の有無などを確認する．
- 貧血の有無と程度を確認する．
- 感染症が疑われる場合は，便の取り扱い，消毒方法などに注意する．

# 脳脊髄液
## cerebrospinal fluid

脳脊髄液を腰椎穿刺などの方法で採取し，圧やその成分を調べ，髄膜炎や脳炎，自己免疫性炎症性神経疾患，軽微なクモ膜下出血などの疾患を診断するために行う．

検体：髄液

### 基準値
| | | | |
|---|---|---|---|
| 外観 | 水様透明，無色 | 髄液タンパク | 15～45mg/dL |
| 髄液圧 | 60～180mmH$_2$O | 髄糖 | 50～80mg/dL |
| 細胞数 | 5/μL以下 | クロール | 120～130mEq/L |

## 異常値を示す原因（疾患）

**外観**
- 鮮紅色⇒クモ膜下出血（急性期），脳出血　など
- 色濁⇒がん性髄膜炎　など
- キサントクロミー⇒ある程度日数を経たクモ膜下出血　など

**髄液圧**
- 上昇⇒髄膜炎，脳炎　など
- 低下⇒クモ膜下腔の閉塞　など

**細胞数**
- 増加⇒髄膜炎，脳炎　など

**髄液タンパク**
- 増加⇒髄膜炎，脳炎，脊髄腫瘍　など

**髄糖**
- 低下⇒髄膜炎，がん性髄膜炎　など

**クロール**
- 減少⇒髄膜炎　など

## 検査で何がわかる?

- 脳脊髄液は，脳室の脈絡叢で産生される．脳室や脳，脊髄のクモ膜下腔は，脳脊髄液で満たされており，脳脊髄液が循環することにより栄養や酸素を運搬し，老廃物を流す役割をもつ．また，脳脊髄液がクッションとなり，外部の圧力から脳や脊髄を守る．
- 正常な髄液は水様，透明かつ無色である．脳や脊髄に障害が起こると，脳脊髄液に影響を与え，液圧が変動したり，色調に変化が現れる．
- 血性髄液は脳出血，クモ膜下出血を疑うが，穿刺時の血管損傷の場合もある．
- 脳脊髄液の細胞数は1μLあたり5個以下で，血液に比べて少ない．これよりも多い場合は，細胞の種類により炎症や出血，腫瘍などを疑う．
- 細菌性髄膜炎では，髄液中の白血球が増加するが，細菌および細胞が糖を消費するため，髄液中の糖は減少する．

## 観察・対応のポイント

- 検査中は，バイタルサインや全身状態を観察する．検査後は，とくに低髄液圧状態（頭痛，嘔吐，めまい）に注意する．
- 頭蓋内圧亢進状態が続くと，脳ヘルニアになる可能性がある．頭蓋内圧亢進症状がみられる場合は，頭部を15度挙上した体位をとり，安静を保つ．
- 髄液の採取方法は，腰椎穿刺法を用いるが，穿刺部の疼痛，出血，髄液の漏れを観察する．

# 胸水
pleural effusion

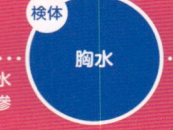

検体：胸水

胸水貯留の原因をみるために，胸腔穿刺により得られた胸水の性状の分析や，細胞診を行う．とくに生化学検査により，滲出性か漏出性かの鑑別を行うことが重要．

**基準値**

## 5～20mL程度（成人，健常者）

### ●●● 異常を示す原因（疾患）

漏出性⇒
- うっ血性心不全
- ネフローゼ症候群
- 肝硬変
- 腎不全
- 低アルブミン血症

など

滲出性⇒
- 細菌性肺炎
- 胸膜炎
- 肺結核
- がん性胸膜炎
- 呼吸器疾患
- 食道疾患

など

## ●●● 検査で何がわかる？

- 胸水は壁側胸膜から分泌，吸収される．そのため，健常者ではわずかな量が存在し，呼吸運動を円滑にする役割をもつ．
  狭義の胸水は，病的に多量の胸水が貯留することをいう．片側の肺に貯留することが多いが，両肺に貯留することもある．
- 胸水の分泌と吸収のバランスが崩れると，一定量以上の胸水が貯留する．
- 「漏出性胸水」とは，静脈圧の上昇，血管透過性の亢進，血漿膠質浸透圧低下などが原因で，胸水が血管内から血管外の組織や胸腔に漏出すること．
- 「滲出性胸水」とは，炎症や腫瘍により毛細血管の透過性が亢進し，血液の成分が血管外に滲出すること．漏出性胸水か滲出性胸水かにより，胸水貯留の原因となった疾患が推測できる．
- 原疾患として，悪性腫瘍を疑うときは，胸水の細胞診を行う．
- 細菌感染症が疑われる場合は，細菌培養を行う．

## ●●● 観察・対応のポイント

- 胸痛，発熱，乾性咳嗽，呼吸困難などの身体症状を観察する．
- 打診では濁音，聴診では呼吸音の減弱や消失などに注意する．
- 穿刺部位に応じた体位を，患者が保持しやすいように援助する．
- 穿刺中，穿刺後（2時間）は安静を保ち，バイタルサイン，意識低下に注意する．穿刺部位から胸水が漏出していないか，定期的に観察する．

# 腹水
ascites

検体：腹水

腹水貯留の原因や，腹腔内への出血の有無を確認するために，腹水の性状の分析や細胞診を行う．ときに生化学検査により，滲出性か漏出性かの鑑別を行うことが重要．

## 基準値

## ごく少量（成人，健常者）

### 異常を示す原因（疾患）

漏出性
- うっ血性心不全
- 肝硬変
- ネフローゼ症候群
- 肝炎
- 低栄養

など

滲出性
- がん性腹膜炎
- 子宮外妊娠
- 悪性リンパ腫
- 膵がん
- 胆囊炎

など

### 検査で何がわかる？

- 腹水は，腹腔内に貯留した液体で，健常者でもわずかな量が存在する．腹水貯留は，静脈圧や門脈圧の変化により生じるとされる．
- 「漏出性腹水」とは，静脈圧の上昇，血管透過性の亢進，血漿膠質浸透圧低下などが原因で起きる腹水．
- 「滲出性腹水」とは，炎症や腫瘍により毛細血管の透過性が亢進し，血液の成分が血管外に滲出した腹水のこと．漏出性腹水か滲出性腹水かにより，腹水貯留の原因となった疾患が推測できる．
- 悪性腫瘍を疑う場合は，腹水の細胞診や腫瘍マーカーで調べる．細菌感染症を疑う場合は，細菌培養を行う．
- 腹水LDH＞400IU，腹水／血清LDH比が0.6以上の場合は，悪性腫瘍である可能性が高い．

### 観察・対応のポイント

- 水分出納バランス，腹囲や体重の変化を確認する．
- 腹部の打診，触診による濁音や波動性の有無，腹部の皮膚の状態，腹壁静脈の怒張や腹部緊満の有無を観察する．
- 黄疸や消化管出血の有無，浮腫の有無と程度を確認する．
- 悪心，嘔吐，食欲不振の有無，倦怠感の有無など身体症状に注意する．また，腹水貯留により横隔膜が圧迫され，呼吸困難が生じることもある．
- 急速な腹水穿刺により，ショックを起こすこともあるので注意する．

# 骨髄検査
bone marrow biopsy

検体: 骨髄液

骨髄を穿刺して骨髄液を採取し，骨髄の造血機能や異常細胞の有無などを調べる．主に白血病の診断や治療の管理のために行う．

## 基準値

| | |
|---|---|
| 芽球 | 5％未満 |
| 有核細胞数 | 100〜250×1,000/μL |
| 巨核球数 | 50〜150/μL |

### 異常像を示す原因（疾患）

**過形成**
- 急性白血病
- 骨髄異形成症候群
- 多発性骨髄腫

など

**低形成**
- 再生不良性貧血

など

## 検査で何がわかる？

- 骨髄では，新しい血液細胞が産生されており，骨髄液を採取することで，通常の血液検査ではみられない成熟段階の血液細胞を観察することができる．
- 骨髄中の有核細胞数，巨核球数などをみる．有核細胞数は核を持っている細胞で，その数は骨髄中の造血能力を表わす．巨核球数は，血小板の産生能を反映する．
- 顕微鏡にてスライドグラス上の塗沫像で，まず細胞の密度をみる．正形成か低形成か過形成かをみる．次に，巨核球の有無をみる．巨核球あり，もしくはなし．つぎに，赤血球系，顆粒球系が存在しているかをみる．
- 白血病では，細胞成分が腫瘍性に増殖するために，有核細胞数は増加する．また，未分化な細胞である芽球が，有核細胞の20％以上を占める．
- 細胞の増殖が阻害される再生不良性貧血や，細胞の造血環境が障害される骨髄線維症では，有核細胞数は減少する．
- 骨髄異形成症候群と多発性骨髄腫では，骨髄中の細胞に形態異常がみられる．

## 観察・対応のポイント

- 血液一般検査（赤血球数，白血球数，血小板数，網状赤血球，赤血球恒数，出血・凝固時間），CRP，腫瘍マーカーの結果もあわせてみる．
- 骨髄穿刺は，局所麻酔が行われるが，苦痛を伴う検査である．できる限り，患者の不安を軽減するように配慮する．
- 検査後は，30分〜1時間ベッドで安静にする．血圧低下などのショック症状，穿刺部の出血などに注意する．

# 関節液
synovial fluid

**検体**: 関節液

関節疾患の診断や治療を行うため，関節液の外観や粘稠度，成分などを調べる．関節窩を穿刺し，採取する．

## 基準値

| | |
|---|---|
| 外観 | 無色〜淡黄色，透明 |
| 粘稠度 | 高い |
| 白血球数 | 200/μL以下 |
| 糖 | ほぼ血糖値と同じ |

## 異常値を示す原因（疾患）

### 基準値より高値を示す場合

**外観**
- 透明〜黄色 ⇒ 変形性関節症　など
- 不透明〜半透明 ⇒ 関節リウマチ，痛風　など

**粘稠度**
- 変形性関節症，外傷性関節水症　など

**白血球数**
- 関節リウマチ，反応性関節炎，結核性関節炎　など

### 基準値より低値を示す場合

**糖，粘稠度**
- 関節リウマチ，結核性関節炎，化膿性関節炎　など

## ●● 検査で何がわかる?

- 関節液は,関節の骨と骨の間に存在する液体で,関節の潤滑作用および軟骨への栄養補給の役割をもつ.「滑液」とも呼ばれる.
- 関節の滑膜に炎症が起こると,関節液の産生が増加し,排出が減少する.そのため,関節液の貯留が起こる.
- 関節液の色や性状,粘稠度を観察し,白血球数・分画,糖の測定,結晶の有無の確認,グラム染色,細菌培養などから,異常の原因を推測する.
- 正常な関節液は淡黄色であるが,炎症時は黄色を帯び混濁する.血性がみられる場合は,関節内骨折,化膿性関節炎を疑う.
- 炎症があると,分解酵素が生成され,ヒアルロン酸が低分子化する.そのため,関節液の粘稠度が低下する.
- 炎症性関節炎や化膿性関節炎では,ブドウ糖が消費されるため,関節液の糖は低値を示す.
- 結晶成分の検査で,関節液に尿酸ナトリウム結晶がみられる場合は,痛風を疑う.

## ●● 観察・対応のポイント

- 血液検査(CRP,白血球数)など,炎症を示す数値もあわせてみる.また,関節リウマチを疑う場合はリウマチ因子の有無を,高尿酸血症では尿酸値を確認する.
- 関節の痛みや腫脹の有無,外傷の有無や倦怠感,発熱などを観察する.
- 穿刺後は,穿刺部の出血,感染徴候に注意する.

# 6章

# 細菌・微生物・その他の検査

① 培養検査
② 抗原系PCR
③ がん遺伝子

# 血液培養検査
blood culture

検体: 血液

血液を培養することで，血液中に侵入した病原体を特定する検査．血流感染・敗血症が疑われる場合に行う．早期に適切な治療を開始するために，また，重症度の指標を得るための重要な検査である．

## 異常を示す原因（疾患）

**血流感染が疑われる患者の臨床症状**
- 原因不明熱（＞38℃），または低体温（＜36℃）
- ショック，悪寒，戦慄，硬直
- 重症局所感染（髄膜炎，心内膜炎，肺炎，腎盂腎炎，腹腔内膿瘍など）
- 異常な心拍数の上昇
- 低血圧，または血圧上昇
- 呼吸促迫
- 代謝性アシドーシス
- 白血球数の異常な高値

### 検査で何がわかる?

- 本来，血液は無菌である．そのため，血液培養を行うことにより，血液中から菌が検出される場合は，菌血症，敗血症などの細菌感染症を疑う．
- 菌血症とは，細菌が血液中に侵入した状態．細菌感染症が全身および，重篤な状態になったものを敗血症という．敗血症では，ショック，播種性血管内凝固症候群（DIC），多臓器不全などから死にいたることがある．
- 起炎菌を同定すると同時に，薬剤感受性検査が行われ，効果的な抗菌薬治療が進められる．しかし，結果が出るまで時間を要するため，患者の臨床症状などから起炎菌を推定し，経験によって抗菌薬治療が開始されていることが多い．

### 観察・対応のポイント

- 血液培養の感度を上げるため，血液培養は2セット採取することが推奨されている．以前は動脈血で検査が行われていたが，感度に差がないため，現在は静脈血を検体とすることが多い．
- 適切な検査結果を得るため，皮膚常在菌や環境汚染菌が混入しないように，穿刺部分の消毒を確実に行い，清潔操作で採血する．
- カテーテル留置中の場合は，カテーテル由来の血流感染である可能性がある．カテーテルの先端の培養も行う．
- 敗血症が悪化すると，敗血症性ショックとなる場合があるため，注意して観察する．

# 喀痰の細菌検査

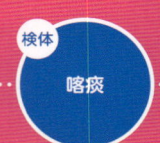

検体：喀痰

呼吸器感染症,とくに下気道の炎症の原因を知るために行う.最適な抗菌薬を選択するための指標となる.

## 基準値

**正常(陰性) 呼吸器系病原菌が検出されない**

### 異常値を示す原因(疾患)

**呼吸器感染症の主な起炎菌**
- 急性気管支炎⇒インフルエンザ菌,肺炎球菌,黄色ブドウ球菌
- 慢性気道感染症⇒インフルエンザ菌,肺炎球菌,モラクセラ・カタラーリス,緑膿菌
- 肺炎(市中)⇒インフルエンザ菌,肺炎球菌,黄色ブドウ球菌,緑色レンサ球菌
- 肺炎(院内)⇒腸内細菌,緑膿菌,黄色ブドウ球菌,嫌気性菌,レジオネラ菌
- 肺化膿症⇒黄色ブドウ球菌,大腸菌,肺炎桿菌,緑膿菌,嫌気性菌,緑色レンサ球菌

**肺炎の主な起炎菌**
- グラム陽性球菌⇒肺炎球菌,レンサ球菌,黄色ブドウ球菌
- グラム陰性桿菌⇒インフルエンザ菌,肺炎桿菌,レジオネラ菌,緑膿菌,アシネトバクター属,大腸菌,エンテロバクター
- グラム陰性球菌⇒ モラクセラ・カタラーリス
- 嫌気性菌⇒ペプトストレプトコッカス属,パプトコッカス属,フゾバクテリウム属,バクテロイデス属
- そのほか⇒マイコプラズマ,各種真菌

### ●●● 検査で何がわかる？

- 喀痰は主に上気道（気管・気管支，肺胞組織）の炎症性の分泌液である．喀痰の外観から推測可能な微生物もあるが，検体を染色して顕微鏡で観察する塗抹検査が行われる．
- 塗抹検査では，代表的な染色法であるグラム染色でグラム陽性菌であるかグラム陰性菌であるかがわかり，その形態から細菌の種類が推定できる．紫色に染まるのがグラム染色陽性，赤色に染まるのがグラム染色陰性と大別される．グラム陽性球菌（ブドウ球菌など），グラム陰性桿菌（大腸菌など）とよばれる．
- グラム染色で染色がむずかしい菌種には，抗酸菌（結核菌），レジオネラ，マイコプラズマ，カンピロバクターがある．抗酸菌の検出には抗酸菌染色が行われる．
- さらに細菌の培養検査が行われる場合がある．培養することにより，細菌の種類や型を同定する検査を行い，起炎菌を総合的に判断する．検出された起炎菌に対し，有効な抗菌薬を選択するために薬剤感受性検査を行う．

### ●●● 観察・対応のポイント

- 塗抹検査は迅速に結果が得られるが，培養検査は数日を要する．症状や塗抹検査により起炎菌を推測し，抗菌薬治療を開始することが多い．
- 口腔内の常在菌が混入することをできる限り避けるために，採痰は水（咳嗽薬は禁忌）でうがいしたあとに行う．
- 痰の性状・量，色，発熱などの症状，またほかの炎症所見（白血球数，白血球分画，CRPなど）などを合わせてみる．

# 細菌培養検査・同定検査
bacterial culture/identification

**検体**　喀痰, 尿など

感染症の起炎菌を特定する検査. 塗抹検査で観察しにくい細菌を検出したい場合などに行う.

### 検査で何がわかる?

- 検体から細菌を一種類ずつ分離し, 培地で発育させ, 増殖させる. 菌の形状や生化学性状を調べることで, 菌名を特定する. 塗抹検査では観察しにくい細菌を検出できるが, 時間を要する.
- 菌によって発育時間が異なり, 培養時間もそれに応じて異なる. 結核菌はもっとも遅いとされる (2週間以上).
- 分離培養には, 好気培養, 嫌気培養, 炭酸ガス培養 (ローソク培養) がある.
  好気培養⇒酸素を利用して好気性菌を培養する.
  嫌気培養⇒酸素を物理的, または化学的に除いて, 嫌気性菌を培養する.
  炭酸ガス培養⇒発育に一定の炭酸ガスを必要とする菌の培養.

# 薬剤（抗菌薬）感受性検査
drug susceptibility test

**検体**
喀痰，血液など

推定される起炎菌について，抗菌薬の効果を調べるために行う．近年，耐性菌が増加しているため，必要性が高まっている．

## ●●● 検査で何がわかる？

- 細菌培養検査・同定検査により検出された菌に対し抗菌薬を作用させ，効果を評価する．薬剤の効果がない耐性菌が増加している現在，有効な抗菌薬を選ぶために重要な検査である．
- 同じ菌種でも株により，抗菌薬の感受性が異なる場合があるため，個々の細菌に対する感受性検査が必要．
- 投与中の抗菌薬が，起炎菌だと推定される菌に耐性があることがわかった場合，薬剤の変更を行う．

---

**【薬剤（抗菌薬）感受性検査の評価】**

S（sensitive，感受性）：常用の投与量で臨床結果が期待される

I（intermediate，中間）：常用の投与量では効果が低い（大量投与），局所投与などでは期待できる

R（resistant，耐性）：臨床効果は期待できない

# 尿の細菌検査

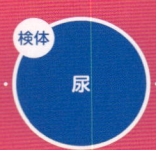

**検体**: 尿

主に尿路感染症が疑われた場合,起炎菌を特定するために行う.塗沫検査,培養・同定検査などを用いる.

## 基準値

### 陰性（−）

## ●●● 陽性を示す原因（疾患）

**陽性**

**陽性の場合**
- 膀胱炎
- 尿道炎
- 腎盂炎
- 淋病

など

### ●●● 検査で何がわかる？

- 尿は本来無菌である．尿中に採尿時に混入した皮膚常在菌以外の菌が検出されれば，腎臓や膀胱，尿道などの尿路に細菌が感染したと考えられる．
- 検出される菌には，大腸菌，ブドウ球菌，変形菌，クレブシェラ，緑膿菌，淋菌，結核菌などがある．採尿時に混入した皮膚常在菌も検出される．
- 尿道カテーテルが留置されている場合，カテーテル表面に細菌バイオフィルムが形成され細菌が増殖し，挿入時に細菌が混入する．排液口の汚染によりバッグ内に細菌が侵入するなどの理由で，長期にわたるほど感染しやすくなる（主な起炎菌は腸球菌，緑膿菌，黄色ブドウ球菌など）．
- 塗抹検査，培養検査により菌の同定，薬剤（抗菌薬）感受性検査により適切な抗菌薬の選択を行う．
- 尿中に細菌が増殖した状態でも，尿路感染症の症状がない場合もあり，これを無症候性細菌尿という．

### ●●● 観察・対応のポイント

- 細菌の増殖がある場合，尿が混濁，浮遊物があることが多いので，外観を観察する．
- 腹痛，排尿時痛，発熱，排尿障害などの症状に注意する．
- できる限り必要のない尿道カテーテル留置を避け，留置する場合は，管理を徹底し，最小限の期間にとどめる．
- 皮膚常在菌の混入を避けるため，採尿時は局所の洗浄や消毒を行う．尿道カテーテル留置では，採尿バッグの尿は使用しない．

# 便の細菌検査

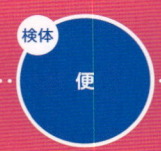

検体：便

腸管感染症の原因を調べ，有効な抗菌薬を知るために行う．とくに下痢，血便を認める場合に行われることが多い．

## 基準値

**陰性(−)**

### 陽性を示す原因（疾患）

**陽性**
- サルモネラ属（パラチフス菌，腸チフス菌）
- 赤痢菌
- 腸管出血性大腸菌（O157・O26・O111）
- 腸炎ビブリオ
- ブドウ球菌
- カンピロバクター
- コレラ菌
- クロストリジウム・ディフィシル

など

## 検査で何がわかる?

- 糞便中には多くの細菌が常在している．そのため，塗抹検査では起炎菌を推定するのはむずかしいので，培養・同定検査を行う．
- 糞便の性状や色，症状，飲食物や海外渡航歴などの情報から，起炎菌を推定したうえで検査を行う．
- 偽膜性腸炎の原因菌であるクロストリジウム・ディフィシルの検出は，便のCDトキシン迅速検査により行われる．
- サルモネラ菌は，河川および食品などに広く分布する菌で，軽症から重症まで，さまざまな症状を引き起こす原因菌である．
- O157はほかの大腸菌と異なり，ベロ毒素を産生し，出血性下痢症を引きこす．

## 観察・対応のポイント

- 便の性状や色，症状の観察を行う．
- 摂取した飲食物や海外渡航歴などの情報収集を行う．
- 感染を防ぐため，検体の取り扱いに注意する．また，便で汚染されたところは消毒する．とくにロタウイルスはアルコール消毒液では効果がなく，次亜塩素酸ナトリウムが効果的だといわれている．
- 下痢を生じている場合，水，電解質や栄養の補給，陰部の清潔の保持などに努める．
- 冬季に起こる乳幼児の下痢は，ロタウイルスによるものが多い．

# 膿・穿刺液の細菌検査

**検体**：膿，穿刺液

脳脊髄液や胸水，腹水などの穿刺液や膿，分泌液を検体とし，各種感染症の起炎菌を調べる検査．

## 基準値

$$\text{陰性}(-)$$

### 陽性を示す原因（疾患）

**陽性**
- 膿 ⇒ 毛嚢炎，蜂巣炎
- 穿刺液 ⇒ 膿胸，感染性腹膜炎，感染性胸膜炎，感染性髄膜炎，腹腔内腫瘍　など

## ●●● 検査で何がわかる？

- 本来，原則無菌であるはずの穿刺液から，細菌・微生物が検出された場合，感染症の起炎菌である可能性が高い．
- 脳脊髄液では中枢神経系感染症（感染性髄膜炎，脳腫瘍など）の起炎菌が推定できる．
- 胸水では，感染性胸膜炎や膿胸の起炎菌が推定できる．
- 腹水では，感染性腹膜炎や腹腔内腫瘍の起炎菌が推定できる．
- 膿は化膿性疾患にみられ，主に白血球と血清，壊れた組織や死滅した細菌などからなる．化膿性疾患のほとんどは，細菌感染によって引き起こされるため，膿を調べることで起炎菌が推定できる．
- 尿道口の膿などの分泌液，子宮頸管分泌液は，性感染症（STD）の起炎菌を推定するのに有用である．

## ●●● 観察・対応のポイント

- 適切な検査結果を得るため，皮膚常在菌や環境汚染菌が混入しないように，穿刺部分の消毒を確実に行い，清潔操作で採取する．
- 穿刺時は穿刺時出血などの合併症に注意する．
- 開放性膿は滅菌綿棒・滅菌綿球などで採取する．閉鎖性膿は滅菌注射器にて採取する．
- 穿刺液，膿などの性状を観察する．
- 発熱，熱感，腫脹，疼痛などの症状を確認する．

## HCV-RNA（C型肝炎ウイルス遺伝子検査）
hepatitis C virus ribonucleic acid

## HBV-DNA（B型肝炎ウイルス遺伝子検査）
hepatitis B virus DNA

**検体**：血液, 尿, 喀痰など

PCR（polymerase chain reaction）とは, 検体に微量に存在するウイルスの遺伝子を増幅させて検出しやすくする検査方法.

### 基準値

**HCV-RNA定性　陰性（−）**
**HBV-DNA定性　陰性（−）**

### 陽性を示す原因（疾患）

**陽性**
- HCV-RNA ⇒ C型肝炎
- HBV-DNA ⇒ B型急性肝炎, B型慢性肝炎

### 検査で何がわかる？

【HCV-RNA】［検体－血液］

- ウイルス肝炎が疑われるときに，トランスアミナーゼ（AST，ALTなど）とウイルスマーカーの検査が行われる．HCV抗体が陽性のときに，HCV-RNA検査が行われ，陽性であればHCVに現在感染している，陰性では既往感染の可能性が高いことがわかる．
- 陽性では，さらにウイルス型（genotype, senotype）を測定し，その型によりインターフェロン治療の有効性がわかる．

【HBV-DNA】［検体－血液］

- HBs抗原陽性の患者において，HBV-DNA量を測定するために行う．B型肝炎ウイルス遺伝子量を測定することで，B型慢性肝炎におけるウイルス増殖をみる．B型慢性肝炎の病態は血中ウイルス量の推移と密接な関連がある．そのため，薬物治療の効果をみるなど治療の指標となる．

## 結核菌とMAC-PCR
tubercle bacillusとMAC-PCR

## クラミジアトラコマティスPCR
Chlamydia trachomatis PCR

**検体**：血液, 尿, 喀痰など

PCR(polymerase chain reaction)とは，検体に微量に存在するウイルスの遺伝子を増幅させて検出しやすくする検査方法．

### 基準値
**結核菌/MAC-PCR　陰性(-)**
**クラミジアトラコマティス-PCR　陰性(-)**

### 陽性を示す原因(疾患)

**陽性**
- 結核菌/MAC-PCR ⇒ 結核
- クラミジアトラコマチスPCR ⇒ 尿道炎, 子宮頸管炎　など

### 検査で何がわかる?

【結核菌とMAC-PCR】［検体：喀痰，気管支洗浄液，胃液など］

- 結核が疑われると（塗抹検査で陰性），結核菌の遺伝子検査である結核菌PCRが行われる（結核菌の培養には時間がかかるためである）．陽性の場合は，結核と診断される．迅速に結果がわかるので結核菌PCRが有用である．
- 結核菌PCRが陰性であっても，胸部X線写真上抗酸菌に感染している可能性があると推察される場合，非結核性抗酸菌のMAC菌を検出するためのMAC-PCR検査が行わることがある．

【クラミジアトラコマチス-PCR】［検体：子宮頸管・咽頭上皮細胞，尿など］

- 性感染症（STD）の中でももっとも感染率の高い，クラミジアトラコマチスの感染を調べる．クラミジアトラコマチスは尿路感染症や不妊症，新生児では結膜炎の原因となる病原体．

# MRSA（メチシリン耐性黄色ブドウ球菌）
## methicillin resistant Stapylococcus aureus

検体：鼻腔，皮膚など

院内感染の原因物質であるメチシリン耐性黄色ブドウ球菌（MRSA）の感染症を疑った場合，確定診断のために行う．

### 基準値

**陰性（−）**

### 陽性を示す原因（疾患）

**陽性**
- MRSA感染

### 検査で何がわかる？

- MRSAを含む黄色ブドウ球菌は，ヒトの鼻腔，口腔，咽頭，皮膚，消化管などに存在する常在菌である．メチシリンや多くのβラクタム系抗菌薬（ペニシリン系・セフェム系）に対して薬剤耐性を獲得している．
- 健常者には感染することは少なく，またMRSAが検出されても無症状の保菌例が多い．
- 院内では，血管内留置カテーテルや術後創部，人工呼吸器，褥瘡などからの感染が考えられる．なんらかの疾患をもつ免疫力が低下した患者が感染すると重症化しやすい．

# 病原性大腸菌（O157など）

**検体：便，血液**

市中感染に多い病原性大腸菌の感染症が疑われた場合に行う．

## 基準値

## 陰性（−）

### 陽性を示す原因（疾患）

**陽性**
- 腸管出血性大腸菌（O157）
- 腸管性侵襲性大腸菌
- 腸管病原性大腸菌
- 毒素原性大腸菌

### 検査で何がわかる？

- 腸管出血性大腸菌（O157）は，出血性の腸炎を起こす毒性の強い細菌である．
- O157は健常な成人が感染した場合，無症状もしくは軽度の下痢症状にとどまるケースがほとんどだが，ベロ毒素の産生性が確認された場合，ほかの人への感染の可能性もある．
- 子どもや高齢者の場合は重症化しやすい．重症化した場合，出血性の下痢が続いた後，O157の産生するベロ毒素により，「溶血性尿毒症症候群」をひき起こすことがある．
- 下痢と血便をみた場合にO157感染を疑う．

# 血液疾患における染色体異常一覧

基準値　正常（陰性）

男性46, XY　　女性46, XX

| 異常値の代表例 | 検査で何がわかる？ |
|---|---|
| t(8;21)(q22;q22)<br>AML1/ETO融合遺伝子　M2　急性骨髄性白血病 | 8番染色体のあるETO（MTG8）遺伝子が転座により, 21番染色体にあるAML1遺伝子に融合し, AML1/ETO融合遺伝子を形成し, 細胞の異常が起こりFAB分類M2の急性骨髄性白血病が発症すると考えられている. |
| t(9;22)(q34;q11.2)<br>BCR/ABL融合遺伝子<br>慢性骨髄性白血病　別名：フィラデルフィア染色体 | 22番染色体にあるBCR遺伝子が転座により, 9番染色体にあるABL遺伝子に融合し, BCR/ABL融合遺伝子を形成し, 細胞の異常が起こり慢性骨髄性白血病が発症すると考えられている. フィラデルフィア染色体（Ph染色体）とは, 第9染色体と第22染色体の相互転座による異常な第22染色体のことである. |
| t(15;17)(q22;q12)<br>PML/RARα融合遺伝子<br>M3<br>急性前骨髄性白血病 | 17番染色体にあるRARα遺伝子が転座により, 15番染色体にあるPML遺伝子に融合し, PML/RARα融合遺伝子を形成し, 細胞の異常が起こりFAB分類M3の急性前骨髄球性白血病が発症すると考えられている. RARα遺伝子は, レチノイン酸受容体α遺伝子である. |

つづき

| | |
|---|---|
| t(14;18)(q32;q21)<br>BCL2遺伝子<br>濾胞型リンパ腫 | B細胞系リンパ腫である濾胞型リンパ腫（FL）やびまん性大細胞型Bリンパ腫（DLBCL）ではt(14;18)(q32;q21)転座が特徴的に認められる．18番染色体にあるBCL2遺伝子が転座により，14番染色体にあるIgH遺伝子に融合し，IgH-bcl2融合遺伝子を形成し，Bリンパ腫が発症すると考えられている．IgH遺伝子は免疫グロブリン遺伝子である． |
| t(11;14)(q21;q32)<br>BCL1遺伝子<br>マントル細胞リンパ腫 | B細胞系リンパ腫であるマントル細胞リンパ腫（MCL）ではt(11;14)(q21;q32)転座がよく認められる．11番染色体にあるBCL1遺伝子が転座により，14番染色体にあるIgH遺伝子に融合し，IgH-bcl1融合遺伝子を形成し，Bリンパ腫であるマントル細胞リンパ腫が発症すると考えられている． |
| t(8;14)(q24;q32)<br>MYC /IgH<br>バーキットリンパ腫 | B細胞系リンパ腫であるバーキットリンパ腫ではt(8;14)(q24;q32)転座が特徴的に認められる．8番染色体にあるMYC遺伝子が転座により，14番染色体にあるIgH遺伝子に融合し，MYC /IgH融合遺伝子を形成し，Bリンパ腫であるバーキットリンパ腫が発症すると考えられている． |
| 5q-, del(5q), 大球性貧血を特徴とする骨髄異形成症候群（MDS） | 5番染色体の長腕であるq腕が欠失している．5q-, del(5q)は，骨髄異形成症候群（MDS）でよく確認される． |

染色体異常，異常遺伝子の確定は，白血病，悪性リンパ腫の病型診断につながり，予後判定，治療法の確定につながる．

# EGFR（上皮増殖因子レセプター）
epidermal growth factor receptor
# K-ras（KRAS）
# HER2/neuタンパク（HER2/neu protein）

**検体**：組織，病理切片，細胞など

がんにおける遺伝子検査は，検査によってその目的は異なるが，主に化学療法の有効性や予後を予測するために行われる．

## 基準値

### 遺伝子変異を認めない

### ●● 遺伝子変異を認める原因（疾患）

**遺伝子変異ありの場合**

遺伝子変異を認める
- EGFR ⇒ 非小細胞肺がん
- K-ras ⇒ 膵臓がん，大腸がん，肺がん
- HER2/neuタンパク ⇒ 乳がん，卵巣がん，子宮がん

---

*EGFR, K-ras, HER2/neuタンパクは，それぞれ肺がん，大腸がん，乳がんの発がんメカニズムを研究していくなかで，肺がんではEGFRの遺伝子の変異が，大腸がんではK-rasの遺伝子の変異が，乳がんではHER2/neuタンパクの過剰発現が報告されている．

*EGFR遺伝子変異のある肺がんでは，分子標的治療薬であるゲフィチニブ（イレッサ®）の効果が期待できる．K-ras遺伝子変異のある大腸がんでは，同じく分子標的治療薬であるパニツムマブ（ベクティビックス®），セツキシマブ（アービタックス®）の効果が小さいと予測できる．HER2/neuタンパクを多く発現している乳がんでは，トラスツズマブ（ハーセプチン®）の治療効果が期待できる．

### 検査で何がわかる？

【EGFR】
- 非小細胞肺がんにおいて，EGFRを構成している遺伝子の一部（チロシンキナーゼ部位）に変異が認められることがある．この遺伝子の変異を測定する検査である．
- EGFR遺伝子変異が認められる場合は，EGFRチロシンキナーゼ阻害薬（EGFR-TKI）の効果が期待できる．
- EGFR遺伝子変異は，欧米人よりもアジア系の人種，女性，非喫煙者，また，非小細胞肺がんのなかでも腺がんの患者に多く認められる．

【K-ras（KRAS）】
- 膵臓・肺・大腸がんにおいて，KRAS遺伝子の変異を調べる検査．遺伝子の変異はがん細胞の増殖を促進する．
- 大腸がんにおいて，KRAS遺伝子の変異がある場合，EGFR抗体薬（セツキシマブ）の効果が低い．
- KRAS遺伝子変異は，前がん状態でも起きている可能性がある．

【HER2/neuタンパク】
- HER2/neuタンパクは各種腫瘍において過剰に発現する．過剰な発現がみられると，一般に予後不良とされる．
- HER2/neuタンパクの過剰発現は，とくに乳がん（とくに転移性）に認められる（約15〜25％）．
- HER2/neuタンパクが過剰発現している症例では，抗HER2ヒト化モノクローナル抗体（トラスツズマブ）が，がんの増殖抑制に効果があるとされている．

付録：検査につかわれる主な単位

| 内容 | 単位 | 解説 |
|---|---|---|
| 個数の単位 | /μL | μL中の細胞の個数の値．1μL=1cc（=mL）の千分の1． |
| どれだけそれが含まれるかの単位 | ‰ permil （パーミル，プロミレ） | 網状赤血球検査において赤血球千個に対しての網状赤血球の出現率を千分率で表現．現在は「‰」表記で，同時に網状赤血球の絶対数も併記することが望まれている．Perは「何々につき」の接頭語で，milは「千」を意味する． |
| | % percent （パーセント） | 基準となる試料に比べての活性（力価）を表現するときに用いる．100％からの増減で示す． |
| 時間で示す単位 | 秒 | PT（プロトロンビン時間），APTT（活性化部分トロンボプラスチン時間）検査などにおいて，血漿が凝固するまでの時間を秒で表現するときに用いる． |
| | 分 | 出血時間の検査において止血までの時間を表現するときに用いる． |
| 一定の体積の重さで示す単位 | mg/dL | 1dL（100mL）中の物質量を重さで表現するときに用いる．重さはg単位で10の整数乗が用いられるが，体積は過去からの経過でL, dL, mLと統一されてはいない． |
| | g/dL | 血中濃度が高いタンパク項目のみg単位で表現するときに用いる． |
| | g/日 | 蓄尿された尿中の物質量を，1日あたりの排出総量で表現するときに用いる． |
| | μg/mL | 溶液1mLの中の物質重量（μg）．「mg」で表現できない場合「μg」以下で表現される．ng/mLやpg/mLと濃度により変化する． |

| | | |
|---|---|---|
| 一定の体積の重さで示す単位(つづき) | ng/mL | 溶液1mLの中の物質重量(ng). n(ナノ)は10の9乗分の1. |
| | pg/mL | 溶液1mLの中の物質重量(pg). p(ピコ)は10の12乗分の1. |
| | mIU/mL | 溶液1mLの中の物質量(mIU). mIUはミリアイユーと読む. |
| | mol/L | 溶液1Lの中の物質量(mol). molはモルと読み,物質量を表現するときに用いる. |
| | mmol/L | 溶液1Lの中の物質量(mmol). mmol(ミリモル)は1molの10の3乗分の1. |
| | kg/L | 溶液1Lの中の物質重量(kg). |
| | kg/m² | 1平方メートルあたりの物質重量(kg). 体表面積あたりの体重を表現するときに用いる. |
| 電解質の単位 | mEq/L | 溶液1Lの中の物質量(mEq). ミリイクイバレントパーリットルと読むが,短縮してメックパーリットルと呼ぶこともある. 電解質濃度として用いる. 国際単位系ではmol/L. |
| | mEq/dL | 溶液1dLの中の物質量(mEq). |
| 酵素の単位 | IU/L | 溶液1Lの中の物質量(IU). IUはアイユーと読む.<br>国際単位(International Unit;IU)の由来は項目により一定してはいない. 質量単位で表現することが困難な場合に国際単位で表現される |
| | U/L | 溶液1Lの中の物質量(U). Uはユニットと読む. |
| 圧の単位 | Torr | 圧力の単位. Torrはトルと読む. |
| | mHg | 水銀柱メートル. 圧力の単位. |

付録：検査につかわれる主な単位

| | | |
|---|---|---|
| 体積 | fL（フェムトリットル） | 10の15乗分の1リットル．質量重量の単位． |
| | pL（ピコリットル） | 10の12乗分の1リットル．質量重量の単位． |
| | nL（ナノリットル） | 10の9乗分の1リットル．質量重量の単位． |
| | μL | 10の6乗分の1リットル．質量重量の単位． |
| | mL | 10の3乗分の1リットル．質量重量の単位． |
| | dL | 10分の1リットル．質量重量の単位． |
| 物質量 | mol | 物質量の単位．molはモルと読む． |
| 質量 | pg | 10の12乗分の1グラム．質量重量の単位． |
| | ng | 10の9乗分の1グラム．質量重量の単位． |
| | μg | 10の6乗分の1グラム．質量重量の単位． |
| | mg | 10の3乗分の1グラム．質量重量の単位． |
| | g | グラム．質量重量の単位． |
| 長さ | nm | 10の9乗分の1メートル．長さの単位． |
| | μm | 10の6乗分の1メートル．長さの単位． |
| | mm | 10の3乗分の1メートル．長さの単位． |
| | cm | 10の2乗分の1メートル．長さの単位． |

# INDEX

## A

A型肝炎 .................................. 197
A型肝炎ウイルス（検査）........... 196
α-フェトプロテイン ................... 212
α₂-プラスミンインヒビター .. 34, 36
α₂-PI ........................................ 34
ABO ........................................ 160
ABO式血液型 ................. 161, 163
ACE ........................................ 135
ACTH ...................................... 130
ADH ........................................ 237
AFP ........................................ 212
Alb ........................................... 48
ALP ........................................ 102
ALT .......................................... 98
AMY ........................................ 104
ANA ........................................ 170
ANCA ..................................... 172
apoA-I ...................................... 91
APTT ................................. 19, 20
ASK ........................................ 208
ASLO ...................................... 208
ASO ........................................ 208
AST .......................................... 98
ATⅢ ......................................... 38
ATL ........................................ 207

## B

B型肝炎ウイルス（検査）........... 198
B型肝炎ウイルス遺伝子検査 .... 288
β溶血性連鎖球菌 .................... 208
βラクタム系抗菌薬 ................... 292
β₂-ミクログロブリン ................. 176
β₂-MG ........................... 176, 248
BAP ........................................ 121
Bil ............................................ 58
BNP ........................................ 156
BS ............................................ 82
BT ............................................ 16
BUN ......................................... 52

## C

C型肝炎 .................................. 203
C型肝炎ウイルス遺伝子検査 .... 288
C型肝炎ウイルス（検査）........... 202
C反応性タンパク ............... 13, 190
C-ペプチド ............................... 152
Ca ............................................ 66
CA19-9 ................................... 216
CA72-4 ................................... 219
CA125 .................................... 218
CD4 ........................................ 205
CEA ........................................ 214
CETP ....................................... 91
ChE ........................................ 112
CK .......................................... 106
CK-BB .................................... 107
CK-MB ............................ 107, 108
CK-MM ................................... 107
CKD ........................................ 255
Cl ............................................. 64
CM ........................................... 96
CPR ........................................ 152
Cr ..................................... 53, 54
CRH ........................................ 133
CRP ................................. 13, 190
cTnT ....................................... 118
CYFRA21-1 ............................ 220

## D, E

Dダイマー .................................. 30
DHEA-S .................................. 136
DIC ..... 13, 15, 30, 35, 38, 40, 43
E₂ ........................................... 148
E₃ ........................................... 148
ED .......................................... 151
EGFR ...................................... 296
EGFR-TKI ............................... 297
EGFR抗体薬 ............................ 297
EGFRチロシンキナーゼ阻害薬 .. 297
ESR .......................................... 12

## F

FDP .................................. 28, 31
Fe ............................................ 68
Fg ............................................ 26
FSH ........................................ 150
FT₃ ......................................... 140
FT₄ ......................................... 140

## G

G ............................................. 82

301

γ-グルタミルトランスペプチダーゼ ...... 110
γグロブリン ...... 47
γ-GTP ...... 110
GA ...... 86
GH ...... 146
GOT ...... 98

## H

HAV ...... 196
Hb ...... 6
HbA1c ...... 84
HBV ...... 198
HBV-DNA ...... 288
hCG ...... 144
HCV ...... 202
HCV-RNA ...... 288
HDL ...... 97
HDL-C ...... 90
HDLコレステロール ...... 90
HER2/neu protein ...... 296
H-FABP ...... 109, 119
HIV抗体（検査） ...... 204
HOMA-IR ...... 155
HPT ...... 22
Ht ...... 6
HTLV-Ⅰ ...... 206
HTLV-Ⅰ検査 ...... 206
HUS ...... 28, 30

## I

ICG ...... 124
ICTP ...... 121
IDL ...... 95
IFN-γ ...... 209
Ig ...... 168
IgG ...... 165
i-PTH ...... 142
IRI ...... 154

## K, L

K ...... 62
KL-6 ...... 188
K-ras ...... 296
LDH ...... 100
LDL ...... 95, 97
LDL-C ...... 92
LDL-コレステロール ...... 92
LEテスト ...... 170
LH ...... 150

## M

MAC-PCR ...... 290
MCH ...... 8
MCHC ...... 8
MCV ...... 8
Mg ...... 78
MPO ...... 173
MRSA ...... 292

## N

N ...... 53
Na ...... 60
NaCl ...... 61
NAG ...... 250
$NH_3$ ...... 50
NSE ...... 228
NTX ...... 120

## O, P, Q

O157 ...... 293
P ...... 76
$PaCO_2$ ...... 126
$PaO_2$ ...... 126
PICテスト ...... 43
PIVKA ...... 22, 25
PIVKA-Ⅱ ...... 186
PLG ...... 32
PLT ...... 14
PPIC ...... 35, 42
PR3 ...... 173
PRA ...... 134
PRL ...... 150
ProGRP ...... 224
PS ...... 148
PSA ...... 226
PT ...... 18
PTH ...... 77
QFT ...... 209

## R

RBC ...... 6
RF ...... 164

| | |
|---|---|
| Rh | 160 |
| Rh式血液型 | 161 |

### S

| | |
|---|---|
| SAA | 192 |
| SCC抗原 | 222 |
| SI | 68 |
| SLE | 171 |
| SLX | 230 |
| STD | 287 |
| STS | 194 |

### T

| | |
|---|---|
| TAT | 40 |
| TC | 88 |
| TG | 94 |
| TIBC | 70 |
| TP（総タンパク） | 46 |
| TP（トリポネーマ・パリドム） | 195 |
| TSH | 138 |
| TT | 24 |

### U・V・W・Z

| | |
|---|---|
| UA | 56 |
| UIBC | 70 |
| UN | 52 |
| VLDL | 95, 96 |
| WBC | 2 |
| Zn | 80 |

### 数字

| | |
|---|---|
| Ⅰ型コラーゲンC末端架橋テロペプチド | 121 |
| Ⅰ型糖尿病 | 152 |
| 1次線溶 | 29 |
| 2次線溶 | 29 |

### あ

| | |
|---|---|
| アイビー法 | 17 |
| 亜鉛 | 80 |
| 悪玉コレステロール | 93 |
| アジソン病 | 132 |
| アスパラギン酸アミノトランスフェラーゼ | 98 |
| アデノウイルス | 211 |
| アデノウイルス抗原検査 | 210 |
| アニオンギャップ | 65 |
| アミラーゼ | 104 |
| アメーバ赤痢 | 261, 263 |
| アラニンアミノトランスフェラーゼ | 98 |
| アルカリホスファターゼ | 102 |
| アルコール性肝障害 | 111 |
| アルコール性急性膵炎 | 115 |
| アルコールの常飲 | 111 |
| アルドステロン | 134 |
| アルドステロン症 | 135 |
| アンジオテンシノーゲン | 135 |
| アンジオテンシンⅠ転換酵素 | 135 |
| アンチトロンビンⅢ | 38 |
| アンモニア | 50 |
| 意識障害 | 51 |
| 飲酒 | 105, 111 |
| インスリノーマ | 82, 152, 154 |
| インスリン | 154 |
| インスリン生産腫瘍 | 82 |
| インターフェロンγ測定試験 | 209 |
| 咽頭診培養 | 208 |
| インドシアニングリーン試験 | 124 |
| インフルエンザウイルス | 211 |
| インフルエンザ抗原検査（インフルエンザ迅速検査） | 210 |
| ウイルス肝炎 | 289 |
| ウインドウピリオド | 205 |
| ウェゲナー肉芽腫症 | 172 |
| ウェスタンブロット法 | 207 |
| 膿・穿刺液の細菌検査 | 286 |
| ウロビリノゲン | 246 |
| エストラジオール | 148 |
| エストリオール | 148 |
| エストロゲン | 148 |
| 黄体形成ホルモン | 150 |
| 黄疸尿 | 247 |
| オルトトリジン法 | 258 |

### か

| | |
|---|---|
| 外傷 | 191 |
| カイロミクロン | 96 |
| 化学的便潜血検査 | 259 |
| 喀痰の細菌検査 | 278 |
| ガストリン放出ペプチド前駆体 | 224 |
| 家族性高コレステロール血症 | 92 |
| 活性化部分トロンボプラスチン時間 | 19 |
| 肝機能障害 | 59, 99, 247 |

| 項目 | ページ |
|---|---|
| 肝硬変 | 89 |
| カンジダ症 | 205 |
| 間質性肺炎 | 189 |
| 関節液 | 272 |
| 間接クムース | 180 |
| 間接ビリルビン | 58 |
| 関節リウマチ | 165, 167 |
| がん胎児性抗原 | 214 |
| 寒冷凝集素反応 | 178 |
| 寄生虫感染 | 261 |
| 寄生虫・虫卵検査 | 260 |
| 急性心筋梗塞 | 101, 107, 109, 157 |
| 急性膵炎 | 105, 115, 117 |
| 急性白血病 | 3, 11 |
| 急性B型肝炎 | 199 |
| 胸水 | 266 |
| 蟯虫 | 261 |
| 巨人症 | 147 |
| 均一赤血球 | 257 |
| 菌血症 | 277 |
| 筋弛緩薬法 | 113 |
| グアヤック法 | 258 |
| クッシング症候群 | 82, 130 |
| クッシング病 | 130, 132 |
| クモ膜下出血 | 265 |
| クラミジア | 183 |
| クラミジア・トラコマティス | 182 |
| クラミジアトラコマティスPCR | 290 |
| クラミジア肺炎 | 179 |
| グラム染色 | 279 |
| グリコアルブミン | 86 |
| クレアチンキナーゼ | 106 |
| クレアチニンキナーゼ-MB | 108 |
| クレアチンリン酸 | 55 |
| クレチン症 | 140 |
| クロール | 65 |
| クロストリジウム・ディフィシル | 285 |
| 劇症肝炎発症 | 199 |
| 血液ガス分析 | 126 |
| 血液型検査 | 160 |
| 血液培養検査 | 276 |
| 結核菌 | 290 |
| 血小板数 | 14 |
| 血漿レニン活性（血漿レニン濃度） | 134 |
| 血清アミロイドAタンパク | 192 |
| 血清アルブミン | 48 |
| 血清カリウム | 62 |
| 血清カルシウム | 66 |
| 血清クレアチニン | 53, 54 |
| 血清クロール | 64 |
| 血清鉄 | 68 |
| 血清ナトリウム | 60 |
| 血清尿酸 | 56 |
| 血清尿素窒素 | 52 |
| 血清ビリルビン | 58 |
| 血清マグネシウム | 78 |
| 血栓症 | 39, 41 |
| 血栓溶解薬 | 33 |
| 血糖 | 82 |
| 血友病 | 21 |
| ケトン体 | 244 |
| 高アンモニア血症 | 51 |
| 抗HIV療法 | 205 |
| 抗HER2ヒト化モノクローナル抗体 | 297 |
| 抗核抗体 | 170 |
| 高K血症 | 63 |
| 高Ca血症 | 67 |
| 高Cl血症 | 65 |
| 高血糖 | 83, 86 |
| 交差適合試験 | 162 |
| 抗CCP抗体 | 166 |
| 抗シトルリン化ペプチド抗体 | 167 |
| 甲状腺機能亢進症 | 86, 140 |
| 甲状腺機能低下症 | 89 |
| 甲状腺クリーゼ | 141 |
| 甲状腺刺激ホルモン | 138 |
| 抗ストレプトキナーゼ | 208 |
| 抗ストレプトリジンO | 208 |
| 向精神薬 | 111 |
| 抗赤血球抗体検査 | 180 |
| 抗体検査 | 207 |
| 抗好中球細胞質抗体 | 172 |
| 抗DNA抗体 | 170 |
| 抗てんかん薬 | 111 |
| 高Na血症 | 61 |
| 高尿酸血症 | 57 |
| 高比重リポタンパク | 91, 97 |
| 高Mg血症 | 79 |
| 抗ミトコンドリア抗体 | 170 |
| 抗利尿ホルモン | 237 |
| 呼吸性アシドーシス | 127 |
| 呼吸性アルカローシス | 127 |
| 骨型アルカリフォスファターゼ | 121 |
| 骨吸収マーカー | 121 |
| 骨形成マーカー | 121 |
| 骨髄検査 | 270 |
| 骨代謝マーカー | 120 |
| コリンエステラーゼ | 112 |

コリンエステル製剤 ..................113
コルチゾール ...................131, 132
コレステロール ......................89
コレステロールエステル転送タンパク
............................................91
コレラ ....................................263

## さ

細菌培養検査・同定検査 ..........280
再生不良性貧血 ............11, 15, 68
サイトケラチン19フラグメント ...220
酸塩基平衡 ..........................126
酸化マグネシウム ....................79
色素排泄試験 ......................124
子宮外妊娠 ..........................144
子宮頸管炎 ..........................183
自己免疫性溶血性貧血 ............181
視床下部 ............................131
重度感染症 ..........................191
絨毛性疾患 ..........................144
出血時間 ..............................16
出血性ショック ......................163
腫瘍マーカー ..............73, 105, 215
小児神経芽細胞腫 ..................229
食塩 ....................................61
シリアルSSEA-1 ....................230
シリアル化糖鎖抗原KL-6 ..........188
腎外性因子 ............................55
腎機能低下 ..........................157
心筋梗塞 ...................15, 27, 119
心筋トロポニンT ....................118
心筋マーカー ........................119
神経特異エノラーゼ ................228
神経内分泌細胞腫 ..................229
腎疾患 ..................................52
滲出性胸水 ..........................267
滲出性腹水 ..........................269
心臓型脂肪酸結合タンパク
...................................109, 119
腎不全 ..........................52, 176
膵β細胞 .............................155
水様性下痢便 ......................261
スクリーニング検査 ................207
ステロイド ............................105
ステロイド性糖尿病 ................155
性感染症 .....................195, 287
成人T細胞白血病 ..................207
成長ホルモン .......................146
セツキシマブ ........................297

赤血球 ....................................6
赤血球沈降速度 ......................12
赤血球恒数 .............................8
赤沈 .....................................13
切迫流産 ............................144
セフェム系 ...........................292
線維素溶解系 ........................29
染色体異常 ..........................294
全身性エリテマトーデス ...........171
線溶亢進状態 ........................43
前立腺炎 ............................227
前立腺がん ..........................226
前立腺特異抗原 ....................226
前立腺肥大症 ......................227
造影剤 ................................125
総コレステロール ....................88
総タンパク ............................46
総鉄結合能 ............................70

## た

タール便 .............................263
代謝性アシドーシス .........64, 127
代謝性アルカローシス .......64, 127
多血症 ...................................7
脱水 .....................................54
脱水症 ..................................49
胆石 ...................................247
胆道閉塞 ............................247
致死的不整脈 ........................63
窒素 .....................................53
チャーグ・シュトラウス症候群 ....172
中間比重リポタンパク ...............95
中性脂肪 ......................95, 115
超低比重リポタンパク .........95, 97
直接・間接クームス試験(抗赤血球抗
体検査) ..............................180
直接クームス ........................180
直接塗抹法 ..........................261
直接ビリルビン .......................58
痛風 .....................................57
低アルブミン血症 ....................86
低栄養状態 ...........................49
低K血症 ................................63
低Ca血症 ..............................67
低Cl血症 ...............................65
低血糖 ................................155
低髄液圧状態 ......................265
低Na血症 ..............................61
低比重リポタンパク .........93, 95, 97

| 項目 | ページ |
|---|---|
| 低Mg血症 | 79 |
| テタニー | 77, 79 |
| 鉄結合能 | 70 |
| 鉄欠乏性貧血 | 9, 68, 70 |
| デヒドロエピアンドロステロン・サルフェート | 136 |
| デューク法 | 17 |
| 頭蓋内圧亢進状態 | 265 |
| 糖化ヘモグロビン | 84 |
| 糖鎖抗原125 | 218 |
| 糖鎖抗原19-9 | 216 |
| 透析 | 81 |
| 糖尿病 | 82, 86, 154, 253 |
| 糖尿病ケトアシドーシス | 63 |
| 糖尿病性昏睡 | 155 |
| 糖尿病性腎症 | 252 |
| 突発性血小板減少性紫斑病 | 15 |
| 塗抹検査 | 279 |
| トラスツズマブ | 297 |
| トランスアミナーゼ | 289 |
| トリグリセリド | 94, 115 |
| トリプシン | 116 |
| トレポネーマ・パリドゥム | 195 |
| トレポネーマ試験 | 194 |
| トロンビン・アンチトロンビンIII複合体 | 40 |
| トロンボテスト | 24 |

## な

| 項目 | ページ |
|---|---|
| ナトリウム | 61 |
| 乳酸脱水素酵素 | 100 |
| 尿酸 | 57 |
| 尿潜血反応 | 254 |
| 尿タンパク | 240, 253 |
| 尿中アルブミン | 253 |
| 尿中Nアセチル-$\beta$-D-グルコサミダーゼ | 250 |
| 尿中微量アルブミン | 252 |
| 尿中$\beta_2$ミクログロブリン | 241, 248 |
| 尿沈渣 | 256 |
| 尿糖 | 242 |
| 尿道カテーテル | 283 |
| 尿の細菌検査 | 282 |
| 尿比重 | 236 |
| 尿pH | 238 |
| 尿量/尿色 | 234 |
| 尿路結石症 | 239 |
| 妊娠 | 71, 145 |
| 妊娠反応 | 27 |
| 妊婦 | 101 |
| ネガティブフィードバック | 131, 133, 135 |
| 熱傷 | 191 |
| ネフローゼ症候群 | 66, 86, 113 |
| 脳梗塞 | 15, 27 |
| 脳出血 | 265 |
| 脳性ナトリウム利尿ペプチド | 156 |
| 脳脊髄液 | 264 |

## は

| 項目 | ページ |
|---|---|
| 敗血症 | 191 |
| 肺小細胞がん | 225, 229 |
| 梅毒 | 195 |
| 梅毒血清反応 | 194 |
| 播種性血管内凝固症候群 | 13, 15, 30, 35, 38, 40, 43 |
| バセドウ病 | 138 |
| 白血球分画 | 4 |
| 白血球数 | 2 |
| 白血病 | 271 |
| バラ疹 | 195 |
| ビスホスホネート | 121 |
| ビタミン | 122 |
| ビタミンK | 187 |
| ビタミンK欠乏性タンパク-II | 186 |
| ビタミンK欠乏症 | 25 |
| ビタミンK欠乏状態 | 23 |
| ビタミンK欠乏誘導タンパク | 22 |
| 非定型肺炎 | 179 |
| ヒト絨毛性ゴナドトロピン | 144 |
| ヒトT細胞白血病ウイルスI型検査 | 206 |
| ヒト免疫不全ウイルス抗体(検査) | 204 |
| 非トレポネーマ試験 | 194 |
| ピブカ | 22 |
| 病原性大腸菌 | 293 |
| 日和見感染 | 5 |
| ビリルビン | 246 |
| 貧血 | 7 |
| フィブリノゲン | 26 |
| フィブリン・フィブリノゲン分解産物 | 28 |
| フェリチン | 72 |
| フォン・ウィレブラント病 | 16 |
| 不規則抗体 | 163 |
| 副甲状腺機能亢進症 | 66, 76 |
| 副甲状腺機能低下症 | 76 |

| | |
|---|---|
| 副甲状腺ホルモン | 77 |
| 副甲状腺ホルモン - インタクト | 142 |
| 副腎皮質刺激ホルモン | 130 |
| 副腎皮質刺激ホルモン放出ホルモン | 133 |
| 腹水 | 86, 117, 268 |
| 浮腫 | 86 |
| 不飽和鉄結合能 | 70 |
| プラスミノゲン | 32 |
| プラスミン-$\alpha_2$-プラスミンインヒビター複合体 | 42 |
| プロゲステロン | 148 |
| プロトロンビン時間 | 18 |
| プロラクチン | 150 |
| ペニシリン系 | 292 |
| ヘパプラスチンテスト | 22 |
| ヘマトクリット値 | 6 |
| ヘモグロビン濃度 | 6 |
| ヘモグロビン尿 | 255 |
| ヘリコバクター・ピロリ | 185 |
| ヘリコバクター・ピロリ抗体 | 184 |
| ヘルパーT細胞 | 205 |
| 変形赤血球 | 257 |
| 便性状 | 262 |
| 便潜血反応 | 258 |
| 便中ヒトヘモグロビン検査 | 258 |
| 扁桃腺肥大 | 208 |
| 便の細菌検査 | 284 |
| 便秘 | 59 |
| 扁平上皮がん関連抗原 | 222 |
| 胞状奇胎 | 144 |
| 補体価 | 174 |
| 勃起不全 | 151 |

## ま

| | |
|---|---|
| マイコプラズマ | 183 |
| マイコプラズマ・ニューモニエ抗体 | 182 |
| マイコプラズマ肺炎 | 179 |
| マグネシウム | 79 |
| 末端肥大症 | 147 |
| 慢性腎臓病 | 255 |
| ミオグロビン | 119 |
| ミオグロビン尿 | 255 |
| 無症候性キャリア | 205 |
| メチシリン耐性黄色ブドウ球菌 | 292 |
| 免疫グロブリン | 168 |
| 免疫グロブリンG | 165 |
| 免疫不全症候群 | 5 |

| | |
|---|---|
| 網状赤血球 | 10 |

## や

| | |
|---|---|
| 薬剤(抗菌薬)感受性検査 | 279, 281 |
| 遊離トリヨードサイロニン | 140 |
| 遊離サイロキシン | 140 |
| 溶血性尿毒症症候群 | 28, 30, 293 |
| 溶血性貧血 | 11, 68 |
| 溶連菌 | 208 |
| ヨードアレルギー | 125 |

## ら

| | |
|---|---|
| ラピチェック | 109 |
| 卵巣がん | 219 |
| 卵胞刺激ホルモン | 150 |
| リウマトイド因子 | 164 |
| リパーゼ | 114 |
| リポタンパク | 97 |
| リポタンパク分画 | 96 |
| リン | 76 |
| ルイス式血液型抗原 | 217 |
| レニン-アンジオテンシン-アルドステロン系 | 135 |
| レニン活性 | 134 |
| 漏出性胸水 | 267 |
| 漏出性腹水 | 269 |
| ロタウイルス | 285 |

## わ

| | |
|---|---|
| ワルファリンカリウム | 24 |

# 検査値ミニノート

| 2013年9月5日 | 初 版 第1刷発行 |
| --- | --- |
| 2016年7月11日 | 初 版 第4刷発行 |

| 監　修 | 竹田津文俊 |
| --- | --- |
| 発行人 | 影山　博之 |
| 編集人 | 向井　直人 |
| 発行所 | 株式会社 学研メディカル秀潤社<br>〒141-8414 東京都品川区西五反田 2-11-8 |
| 発売元 | 学研プラス<br>〒141-8415 東京都品川区西五反田 2-11-8 |
| ＤＴＰ | 株式会社センターメディア |
| 印刷所 | 株式会社シナノパブリッシングプレス |
| 製本所 | 若林製本工場 |

この本に関する各種お問い合わせ先
【電話の場合】
● 編集内容については Tel 03-6431-1237(編集室)
● 在庫,不良品(落丁,乱丁)については Tel 03-6431-1234(営業部)
【文書の場合】
● 〒141-8418 東京都品川区西五反田 2-11-8
　学研お客様センター 『検査値ミニノート』係

©F. Taketadu, 2013.　Printed in Japan
● ショメイ：ケンサチミニノート
本書の無断転載,複製,頒布,公衆送信,複写(コピー),翻訳,翻案等を禁じます.
本書を代行業者等の第三者に依頼してスキャンやデジタル化することは,たとえ個人や家庭内の利用であっても,著作権法上,認められておりません.
本書に掲載する著作物の複製権・翻訳権・譲渡権・公衆送信権(送信可能化権を含む)は株式会社学研メディカル秀潤社が管理します.

**JCOPY** 〈(社)出版者著作権管理機構委託出版物〉
本書の無断複写は著作権法上での例外を除き禁じられています.複写される場合は,そのつど事前に,(社)出版者著作権管理機構(電話 03-3513-6969,FAX 03-3513-6979,e-mail: info@jcopy.or.jp)の許可を得てください.

　本書に記載されている内容は,出版時の最新情報に基づくとともに,臨床例をもとに正確かつ普遍化すべく,著者,編者,監修者,編集委員ならびに出版社それぞれが最善の努力をしております.しかし,本書の記載内容によりトラブルや損害,不測の事故等が生じた場合,著者,編者,監修者,編集委員ならびに出版社は,その責を負いかねます.
　また,本書に記載されている医薬品や機器等の使用にあたっては,常に最新の各々の添付文書や取り扱い説明書を参照のうえ,適応や使用方法等をご確認ください.

株式会社 学研メディカル秀潤社